JN271975

腎外傷診療ガイドライン

2016年版

日本泌尿器科学会 編

金原出版株式会社

序

　この度,『腎外傷診療ガイドライン』が刊行されることになりました。これまで日本泌尿器科学会では外傷に関連したガイドラインがありませんでしたが,日本泌尿器科学会 専門領域委員会外傷・救急医療部会長 中島洋介 先生を中心とした腎外傷診療ガイドライン作成委員会の先生方のご尽力により,腎外傷の疫学,診断,治療などに関連した様々な文献的考察に基づいた,すばらしいガイドラインができあがりました。腎外傷の診断,治療の変遷にしっかりと対応できており,すべてにおいて最新の情報が提供されており,泌尿器科医のみならず外傷を扱う救急医においても非常に役立つ内容となりました。

　本ガイドラインが,先生方の日常診療の中で有効に活用されることを確信しております。

　なお,本ガイドラインは,日本泌尿器科学会公認の診療ガイドラインです。

2016年3月

日本泌尿器科学会理事長
藤澤正人

作成にあたって

　日本泌尿器科学会によりこのたび刊行された『腎外傷診療ガイドライン』は，単独臓器に関して編集されたわが国初のガイドラインとなります。

　平成26年の交通事故死者数は4,113人であり，交通事故による死亡者数が近年減少を続けていますが，すべての原因による外傷死亡者数は年22,000名を超えるとされます。また，外傷は比較的若い世代がこうむる疾病であり，高齢化が進む昨今，若い世代の国民生産への寄与は益々大きくなると考えられ，外傷患者に対する診療の充実は極めて重要であります。

　腎外傷は泌尿器科領域の外傷で最も頻度が高く，それ自体が救命のための即時手術の対象となることは比較的少ないですが，画像診断ならびにinterventional radiology（IVR）の進歩とともに非手術療法を選択する症例が多くなり，治療方針の標準化を目的としたガイドライン作成のニーズは高いと考えられます。わが国における外傷に関するガイドラインとしては『外傷初期診療ガイドライン－JATEC』が版を重ねておりますが，臓器別のガイドラインは発刊されておりません。

　腎外傷に関するガイドラインは，海外では欧州泌尿器科学会，アメリカ泌尿器科学会などで出版されていますが，医療供給体制や医療経済が異なる現状を考えると，わが国独自のガイドラインを制定する意義があると考えます。

　本ガイドラインの目的は，腎外傷の迅速かつ適正な診断と治療により，患者の救命のみならず損傷腎機能の温存と合併症を最小限にすることを求めることです。

　なお，本ガイドラインは，あくまでも「わが国における現時点での標準的と考えられる診療法」を示したもので，強制力を持つものではありません。その使用に当たっては，患者・家族の個別性，医療機関の状況なども勘案して，医師が柔軟に使いこなすべきものと考えます。本ガイドラインが，泌尿器科医，救急医，一般外科医，外傷外科医，さらには一般医家の先生方の日常診療に役立つことを執筆者一同心より願っております。

今回の発刊に当たり，膨大な量の文献を吟味し，作成作業にあたっていただいた作成委員の先生方，司書の方々，作成業務全体をご指導いただいた長谷川友紀教授，事務局の皆様に厚く御礼申し上げます。さらに，本ガイドラインをご評価いただいた外部評価委員の先生方，および学会のガイドライン委員会の先生方にも感謝いたします。最後に，編集でご苦労をおかけした金原出版編集部の皆様に深甚なる感謝を申し上げます。

　2016年1月

腎外傷診療ガイドライン作成委員長
日本泌尿器科学会専門領域委員会外傷・救急医療部会長
中島洋介

ガイドライン総説
－ガイドライン作成の経緯および手順－

Ⅰ. 背景と目的

　外傷診療では複数の診療科が連携して対応する場面が多く，診断，治療の標準化が求められている。このため，日本外傷学会と日本救急医学会は外傷診療の標準化を目指して『外傷診療初期診療ガイドライン』を2002年に刊行，診療の質の向上を期待し，3回にわたる改訂を重ねてきた。一方，これまで泌尿器科関連疾患における多くの診療ガイドラインが作成されてきたが，尿路性器外傷に関する診療ガイドラインはこれまでに作成されてこなかった。腎外傷は腹部外傷に合併する尿路性器外傷のなかで最も頻度が高いものの，それ自体が救命のための，即時手術の対象となることは比較的少ない。画像検査ならびにinterventional radiology（IVR）の進歩とともに非手術療法を選択する症例が多くなり，治療方針の標準化を目的としたわが国でのガイドライン作成の需要は非常に高いと考えられる。

Ⅱ. 対象患者および対象利用者

　対象患者は病歴，検査所見より臨床的に腎外傷を疑う患者である。対象利用者は腎外傷の治療にかかわる泌尿器科医，救急医，一般外科医，外傷外科医および一般医家である。

Ⅲ. 作成委員および担当分野について

　本ガイドラインの作成にあたっては，日本泌尿器科学会専門領域委員会外傷・救急医療部会が，当該疾患および救急医療に実績のある泌尿器科専門医の中から委員を人選した。また日本外傷学会より2名，日本IVR学会より2名の専門医を作成委員として推薦いただいた。作成委員一覧（表1）および担当分野（表2）を示す。

表1　腎外傷診療ガイドライン　作成委員一覧

	氏名	所属	診療科
委員長	中島洋介	済生会横浜市東部病院	泌尿器科
作成委員	新垣義孝	沖縄県立中部病院	泌尿器科
作成委員	加地正人	東京医科歯科大学医学部	救急科
作成委員	北野光秀	済生会横浜市東部病院	救急科
作成委員/事務局	篠島利明	慶應義塾大学医学部	泌尿器科
作成委員	杉原　亨	東京大学医学部	泌尿器科
作成委員	高良博明	沖縄県立中部病院	放射線科
作成委員	田村芳美	利根中央病院	泌尿器科
作成委員	船曳知弘	済生会横浜市東部病院	救急科
作成委員	松浦　健	松原徳洲会病院	泌尿器科
作成委員/事務局	矢澤　聰	慶應義塾大学医学部	泌尿器科
作成委員	柳　雅人	日本医科大学	泌尿器科
事務局	丹羽直也	慶應義塾大学医学部	泌尿器科
事務局	本郷　周	慶應義塾大学医学部	泌尿器科
作成指導・評価	長谷川友紀	東邦大学医学部社会医学講座	社会医学
文献検索	河合富士美	聖路加国際病院教育・研究センター 医学図書館チーフ	
	山口直比古	東邦大学佐倉病院図書室	

表2　腎外傷診療ガイドライン作成委員の担当分野

担当分野	主担当者	副担当者
研究調整・総説	中島洋介	篠島利明, 矢澤　聰
背景・疫学	中島洋介, 新垣義孝, 杉原　亨, 北野光秀	柳　雅人, 加地正人
分類	矢澤　聰	松浦　健
診断	篠島利明, 矢澤　聰, 船曳知弘	松浦　健, 高良博明
治療	田村芳美, 船曳知弘, 加地正人, 北野光秀, 柳　雅人	新垣義孝, 篠島利明, 高良博明
合併症	松浦　健, 船曳知弘	田村芳美, 高良博明
診療アルゴリズム	矢澤　聰	作成委員全員

IV. 方法

委員会委員によりclinical question（CQ）を決定した。そして各CQでキーワードを設定し，PubMedと医学中央雑誌を用いて文献を検索した。腎外傷に関する文献数が比較的少なかったため，特にエビデンスレベルを意識したrandomized controlled trial（RCT）などの研究デザインで絞り込むことはしな

かった。ちなみに，PubMedにおけるMeSHでは，Kidneyと傷害を表すSubheadingであるinjuriesとを組み合わせた，Kidney/injuriesというキーワードが検索の基本となる。このキーワードで，検索年限である1983年から2013年の間では1,500件程度の文献数であった。各CQ委員が文献内容を吟味し選択後，構造化抄録を作成した。検索式の一覧は次項で示す。

　エビデンスレベルと，推奨グレードは『Minds 診療ガイドライン作成の手引き　2007』に準じて決定した。推奨グレードは根拠のレベルに，効果の大きさ，適用性，有害事象などの治療の特性を加味し，委員の議論と合意を反映させて定めた（Consensual recommendation）。CQによっては推奨グレードを付記できない設問もあった。

　Minds エビデンスのレベル分類表（質の高いもの順）
　　　　I　　　システマティック・レビュー/RCTのメタアナリシス
　　　　II　　　1つ以上のランダム化比較試験による
　　　　III　　　非ランダム化比較試験による
　　　　IVa　　分析疫学的研究（コホート研究）
　　　　IVb　　分析疫学的研究（症例対照研究，横断研究）
　　　　V　　　記述研究（症例報告やケース・シリーズ）
　　　　VI　　　患者データに基づかない，専門委員会や専門家個人の意見
　Minds 推奨グレード
　　　　A　　　強い科学的根拠があり，行うよう強く勧められる
　　　　B　　　科学的根拠があり，行うよう勧められる
　　　　C1　　科学的根拠はないが，行うよう勧められる
　　　　C2　　科学的根拠がなく，行わないよう勧められる
　　　　D　　　無効性あるいは害を示す科学的根拠があり，行わないよう勧められる

V．外部評価

　内容の評価は，第102回日本泌尿器科学会総会における「パネルディスカッション2　腎外傷診療ガイドライン」，および第28回日本外傷学会総会・学術集会における「腎外傷診療ガイドライン作成委員会中間報告」において公開し，参加者に広く意見を求めてフィードバックを得た。また日本泌尿器科学会ガイドライン委員会に初校を送付して，委員の意見をもとに最終校を作成した。さらに学会ホームページにおいて1週間のパブリックコメントが実施された。方法論の評価

はライブラリアン3人，研究者3人の2チーム，計6名によるAGREE II（Appraisal of Guidelines for Research & Evaluation II）*

　*http://minds.jcqhc.or.jp/n/st.php?page=10　を用いて実施された。

　これらの結果を基にガイドラインの再検討と改善が図られ，出版の運びとなった。

VI. 改訂

　今後も社会環境の変化と医学の進歩とともに腎外傷に対する診療内容は変化し得るため，本ガイドラインも定期的な再検討を要すると思われる。そのため，今回の作成委員会を改訂組織として，出版後のガイドラインの内容評価の結果や新しいエビデンスを収集して，原則として5年ごとの改訂を検討する。

VII. 資金および利益相反

　このガイドラインは，社会的貢献を目的として作成されたものであり，その勧告内容は科学的根拠に基づいており，特定の団体や製品などとの利害関係により影響を受けたものではない。また，このガイドライン作成に要した費用は，すべて日本泌尿器科学会の疾患ガイドライン作成助成金により賄われたもので，その他の団体や企業などの支援は受けていない。

　ガイドライン作成責任者，作成および評価委員は，全員，日本泌尿器科学会利益相反委員会に利益相反に関する申告を行い，全員このガイドライン作成に関して該当なしと判定された。

文献の検索式

- 検索対象データベース：PubMed，医中誌Web
- 検索対象年限　　　　：1983年－2013年
- 検索日　　　　　　　：2013年2月25日－5月25日（再度の検索も含む）
- 検索対象言語　　　　：英語，日本語
- 医中誌Webでは「会議録」は除く

CQ1　わが国における受傷機転の特徴は？

－PubMed

#1 kidney/injuries[majr]

#2 wounds and injuries[mesh] OR trauma OR accidental falls[mesh] OR blunt

#3 Japan

#4 #1 AND #2 AND #3

検索結果　　81件

－医中誌

#1 （（腎臓疾患/TH or 腎臓疾患/AL）and（腹部外傷/TH or 腹部外傷/AL））or（腎外傷/TH or 腎外傷/AL）

#2（交通事故/TH or 交通事故/AL）or（転倒・転落/TH or 転倒・転落/AL）or 原因/AL or 理由/AL or 機転/AL

#3 #1 AND #2

検索結果　　89件

CQ2　腎外傷の診療に望ましい施設の要件は？

－PubMed

#1 kidney/injuries[majr]

#2 wounds and injuries[mesh] OR trauma OR accidental falls[mesh] OR blunt

#3 hospitals OR health facilities

#4 #1 AND #2 AND #3

検索結果　　43件

－医中誌

#1 （（腎臓疾患/TH or 腎臓疾患/AL）and（腹部外傷/TH or 腹部外傷/AL））or（腎外傷/TH or 腎外傷/AL）

#2 救急医療サービス/TH or 施設/AL or 設備/AL
#3 #1 AND #2
検索結果　　30件

CQ3　腎外傷の頻度と程度は？
－PubMed
#1 （kidney/injuries[majr] AND epidemiology[sh]）OR kidney/injuries[majr]
#2 wounds and injuries[mesh] OR trauma OR accidental falls[mesh] OR blunt
#3 incidence[tiab] OR class*[tiab]
#4 #1 AND #2 AND #3
検索結果　　129件
－医中誌
#1 （（腎臓疾患/TH or 腎臓疾患/AL）and（腹部外傷/TH or 腹部外傷/AL））or（腎外傷/TH or 腎外傷/AL）
#2 （発生率/TH or 発症率/AL）or（発生率/TH or 頻度/AL）or（重症度指標/TH or 重症度指標/AL）
#3 #1 AND #2
検索結果　　17件

CQ4　腎外傷における他臓器合併損傷の頻度と程度は？
－PubMed
#1 （kidney/injuries[majr] AND epidemiology[sh]）OR kidney/injuries[majr]
#2 wounds and injuries[mesh] OR trauma OR accidental falls[mesh] OR blunt
#3 complication*
#4 #1 AND #2 AND #3
検索結果　　41件
－医中誌
#1 （（腎臓疾患/TH or 腎臓疾患/AL）and（腹部外傷/TH or 腹部外傷/AL））or（腎外傷/TH or 腎外傷/AL）
#2 合併/AL
#3 臓器損傷/AL
#4 #1 AND #2 AND #3
検索結果　　25件

CQ5 腎外傷および腎外傷診療の特徴とは？

－PubMed
#1 (kidney/injuries[majr] AND physiopathology[sh]) OR kidney/injuries[majr]
#2 wounds and injuries[mesh] OR trauma OR accidental falls[mesh] OR blunt
#3 characte*[tiab] OR specific*[tiab]
#4 #1 AND #2 AND #3
検索結果　　104件

－医中誌
#1 ((腎臓疾患/TH or 腎臓疾患/AL) and (腹部外傷/TH or 腹部外傷/AL)) or (腎外傷/TH or 腎外傷/AL)
#2 特異性/AL or 特徴/AL
#3 #1 AND #2
検索結果　　10件

CQ6 腎外傷の損傷分類にはどのようなものがあるか？　その有用性や問題点は？

－PubMed
#1 kidney/injuries[majr]
#2 wounds and injuries[mesh] OR trauma OR accidental falls[mesh] OR blunt
#3 classification[sh]
#4 (Severity of Illness Index[mesh] OR (AAST[tiab] AND scale[tiab])
#5 #1 AND #2 AND #3 AND #4
検索結果　　5件

－医中誌
#1 ((腎臓疾患/TH or 腎臓疾患/AL) and (腹部外傷/TH or 腹部外傷/AL)) or (腎外傷/TH or 腎外傷/AL)
#2 重症度指標/TH or 分類/AL
#3 #1 AND #2
検索結果　　68件

CQ7 腎外傷の診療に有用な臨床所見はどのようなものがあるか？

－PubMed
#1 kidney/injuries[majr]

#2 wounds and injuries[mesh] OR trauma OR accidental falls[mesh] OR blunt
#3 symptoms[sh]
#4 hematuria[mesh] OR peritoneal diseases/diagnosis
#5 #1 AND #2 AND #3 AND #4
検索結果　　96件
－医中誌
#1 ((腎臓疾患/TH or 腎臓疾患/AL) and (腹部外傷/TH or 腹部外傷/AL)) or (腎外傷/TH or 腎外傷/AL)
#2 (腹膜疾患/TH or 腹膜疾患/AL) or 腹膜刺激症状/AL or (血尿/TH or 血尿/AL)
#3 (所見/AL or (診断/TH or 診断/AL)
#4 #1 AND #2 AND #3
検索結果　　95件

CQ8　腎外傷の診療に有用な検査所見はどのようなものがあるか？
－PubMed
#1 kidney/injuries[majr]
#2 wounds and injuries[mesh] OR trauma OR accidental falls[mesh] OR blunt
#3 diagnosis
#4 (creatinine/blood[majr] OR hematologic tests[mesh])
#5 #1 AND #2 AND #3 AND #4
検索結果　　9件
－医中誌
#1 ((腎臓疾患/TH or 腎臓疾患/AL) and (腹部外傷/TH or 腹部外傷/AL)) or (腎外傷/TH or 腎外傷/AL)
#2 (臨床検査/TH or 臨床検査/AL) or (Creatinine/TH or creatinine/AL)
#3 Creatinine/TH or creatinine/AL
#4 #1 AND #2 AND #3
検索結果　　21件

CQ9　腎外傷の診療に有用な画像診断法はどのようなものがあるか？
－PubMed
#1 kidney/injuries[majr]

#2 wounds and injuries[mesh] OR trauma OR accidental falls[mesh] OR blunt
#3 diagnosis[sh]
#4 Tomography, X-Ray Computed[majr] OR ultrasonography[majr] OR IVP
#5 #1 AND #2 AND #3 AND #4
検索結果　　113件
－医中誌
#1 ((腎臓疾患/TH or 腎臓疾患/AL) and (腹部外傷/TH or 腹部外傷/AL)) or (腎外傷/TH or 腎外傷/AL)
#2 #1 AND SH=画像診断,X線診断,放射性核種診断,超音波診断
検索結果　　185件

CQ10　腎外傷に対する保存的治療の適応と方法は？
－PubMed
#1 kidney/injuries[majr]
#2 wounds and injuries[mesh] OR trauma OR accidental falls[mesh] OR blunt
#3 conservative OR non-surgical
#4 #1 AND #2 AND #3
検索結果　　112件
－医中誌
#1 ((腎臓疾患/TH or 腎臓疾患/AL) and (腹部外傷/TH or 腹部外傷/AL)) or (腎外傷/TH or 腎外傷/AL)
#2 保存的/AL
#3 #1 AND #2
検索結果　　81件

CQ11　腎外傷に伴う尿漏はドレナージが必要か？
－PubMed
#1 kidney/injuries[majr]
#2 wounds and injuries[mesh] OR trauma OR accidental falls[mesh] OR blunt
#3 urinoma/therapy[majr] OR drainage[mesh] OR stents[mesh]
#4 #1 AND #2 AND #3
検索結果　　47件
－医中誌

#1 ((腎臓疾患/TH or 腎臓疾患/AL) and (腹部外傷/TH or 腹部外傷/AL)) or (腎外傷/TH or 腎外傷/AL)
#2 (尿貯留腫/TH or 尿貯留腫/AL) or 尿漏/AL or (ドレナージ/TH or ドレナージ/AL)
#3 #1 AND #2
検索結果　　41件

CQ12　腎外傷に対するTAEの適応は？
CQ13　腎外傷に対するTAEの方法は？
－PubMed
#1 kidney/injuries[majr]
#2 wounds and injuries[mesh] OR trauma OR accidental falls[mesh] OR blunt
#3 TAE OR "transcatheter arterial embolization"
#4 #1 AND #2 AND #3
検索結果　　9件
－医中誌
#1 ((腎臓疾患/TH or 腎臓疾患/AL) and (腹部外傷/TH or 腹部外傷/AL)) or (腎外傷/TH or 腎外傷/AL)
#2 TAE/AL or (塞栓術/TH or 塞栓術/AL)
#3 #1 AND #2
検索結果　　104件

CQ14　腎外傷に対する開腹手術の適応は？
CQ15　腎外傷に対する開腹手術の術式は？
－PubMed
#1 kidney/injuries[majr]
#2 wounds and injuries[mesh] OR trauma OR accidental falls[mesh] OR blunt
#3 surgery[sh]
#4 laparotomy OR open
#5 #1 AND #2 AND #3 AND #4
検索結果　　44件
－医中誌
#1 ((腎臓疾患/TH or 腎臓疾患/AL) and (腹部外傷/TH or 腹部外傷/AL))

or（腎外傷/TH or 腎外傷/AL）
#2 #1 AND SH=外科的療法
検索結果　112件

CQ16　腎外傷に伴う他臓器合併損傷に対する開腹時のrenal explorationの適応は？

－PubMed
#1 kidney/injuries[majr]
#2 wounds and injuries[mesh] OR trauma OR accidental falls[mesh] OR blunt
#3 surgery[sh]
#4 exploration* OR finding* OR observation* OR manifestation*
#5 #1 AND #2 AND #3 AND #4
検索結果　80件
－医中誌
#1 ((腎臓疾患/TH or 腎臓疾患/AL) and (腹部外傷/TH or 腹部外傷/AL)) or（腎外傷/TH or 腎外傷/AL）
#2 合併/AL AND 臓器損傷/AL
#3 所見/AL and（外科手術/TH or 手術/AL）
#4 #1 AND #2 AND #3
検索結果　3件

CQ17　腎外傷の診療における小児と成人との相違点は？

－PubMed
#1 kidney/injuries[majr]
#2 wounds and injuries[mesh] OR trauma OR accidental falls[mesh] OR blunt
#3 　therapy[sh]
#4 Child: birth-18 years
#5 #1 AND #2 AND #3 AND #4
検索結果　229件
－医中誌
#1 ((腎臓疾患/TH or 腎臓疾患/AL) and (腹部外傷/TH or 腹部外傷/AL)) or（腎外傷/TH or 腎外傷/AL）
#2 #1 AND CK=乳児（1〜23ヶ月）,幼児（2〜5）,小児（6〜12）

検索結果　　52件

CQ18　腎外傷に対する保存的治療の合併症にはどのようなものがあるか？ その頻度，診断と，治療は？

－PubMed
#1 kidney/injuries[majr]
#2 wounds and injuries[mesh] OR trauma OR accidental falls[mesh] OR blunt
#3 conservative OR non-surgical
#4 complications[sh]
#5 #1 AND #2 AND #3 AND #4
検索結果　　14件

－医中誌
#1 ((腎臓疾患/TH or 腎臓疾患/AL) and (腹部外傷/TH or 腹部外傷/AL)) or (腎外傷/TH or 腎外傷/AL)
#2 保存的/AL
#3 #1 AND #2 AND SH=合併症
検索結果　　21件

CQ19　腎外傷に対するTAEの合併症にはどのようなものがあるか？ その頻度，診断と，治療は？

－PubMed
#1 kidney/injuries[majr]
#2 wounds and injuries[mesh] OR trauma OR accidental falls[mesh] OR blunt
#3 (TAE OR "transcatheter arterial embolization") AND complication*
#4 #1 AND #2 AND #3
検索結果　　5件

－医中誌
#1 ((腎臓疾患/TH or 腎臓疾患/AL) and (腹部外傷/TH or 腹部外傷/AL)) or (腎外傷/TH or 腎外傷/AL)
#2 塞栓術/TH or 塞栓術/AL
#3 #1 AND #2 AND SH=合併症
検索結果　　41件

CQ20　腎外傷に対する開腹手術の合併症にはどのようなものがあるか？　その頻度，診断と，治療は？

－PubMed
#1 kidney/injuries[majr]
#2 wounds and injuries[mesh] OR trauma OR accidental falls[mesh] OR blunt
#3 surgery[sh]
#4 laparotomy OR open
#5 complication*
#6 #1 AND #2 AND #3 AND #4 AND #5
検索結果　29件

－医中誌
#1 (((腎臓疾患/TH or 腎臓疾患/AL) and (腹部外傷/TH or 腹部外傷/AL)) or (腎外傷/TH or 腎外傷/AL)
#2 #1 AND SH=外科的療法 and SH=合併症
検索結果　55件

図1　腎外傷診療アルゴリズム

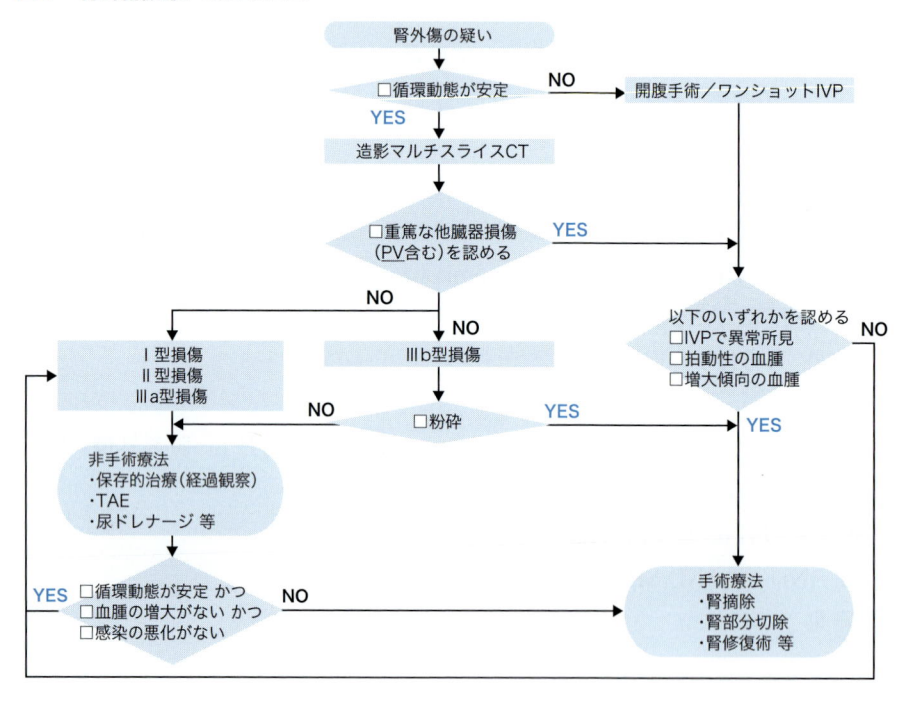

```
                    腎外傷の疑い
                         │
                ┌────循環動態が安定────NO────→ 開腹手術／ワンショットIVP
                │        YES
                │        │
                │   造影マルチスライスCT
                │        │
                │   重篤な他臓器損傷
                │   (PV含む)を認める ────YES───→
                │        │ NO
                │        │
        ┌───NO──┤        │NO
        │       │        │
   I型損傷       │    Ⅲb型損傷
   Ⅱ型損傷      │        │
   Ⅲa型損傷     │        │                以下のいずれかを認める
        ↑      │        │                □IVPで異常所見
        │      │ NO     粉砕  ──YES──→   □拍動性の血腫   ──NO──┐
        │      └────────┤                □増大傾向の血腫          │
        │                │                      │ YES             │
    非手術療法            │                      │                 │
    ・保存的治療(経過観察) │                      │                 │
    ・TAE                 │                      │                 │
    ・尿ドレナージ 等      │                      │                 │
        │                │                      ↓                 │
   YES  □循環動態が安定 かつ ──NO──────→ 手術療法               │
        □血腫の増大がない かつ              ・腎摘除               │
        □感染の悪化がない                   ・腎部分切除           │
                                             ・腎修復術 等          │
```

＊本アルゴリズムは典型的な症例を対象としており，非典型的な症例に関しては個別に最適な治療を考慮すべきである．型分類については下表を参照．

参考：日本外傷学会腎損傷分類（腎損傷分類2008）
　　Ⅰ型　被膜下損傷 subcapsular injury
　　　a. 被膜下血腫 subcapsular hematoma
　　　b. 実質内血腫 intraparenchymal hematoma
　　Ⅱ型　表在性損傷 superficial injury
　　Ⅲ型　深在性損傷 deep injury
　　　a. 単純深在性損傷 simple deep injury
　　　b. 複雑深在性損傷 complex deep injury
　　[Appendix]
　　腎茎部血管損傷（pedicle vessel）はPVとして表記する
　　血腫の広がりがGerota筋膜内に留まるものはH1，Gerota筋膜を超えるものはH2と表記する
　　尿漏がGerota筋膜内に留まるものはU1，Gerota筋膜を超えるものはU2と表記する

略語一覧

AAST	American Association for the Surgery of Trauma	米国外傷外科学会
DPC	Diagnosis Procedure Combination	診断群分類
FAST	focused assessment with sonography for trauma	迅速簡易超音波検査
IVP	intravenous pyelography	静脈性腎盂造影
IVR	interventional radiology	治療（介入）的放射線医学（放射線診断技術の治療的応用をいう）
KUB	kidney ureter bladder	腎尿管膀胱単純撮影
JAST	Japanese Association for the Surgery of Trauma	日本外傷学会
JATEC	Japan Advanced Trauma Evaluation and Care	外傷初期診療ガイドライン日本版
NBCA	n-butyl-2-cyanoacrylate	n-ブチル2-シアノアクリレート
NOM	non-operative management	非手術療法
NTDB	National Trauma Data Bank	米国外傷データバンク
QOL	quality of life	生活の質
TAE	transcatheter arterial embolization	経カテーテル動脈塞栓術
99mTc-DMSA	technetium 99m labeled dimercaptosuccinic acid	

CONTENTS

序 ……… iii

作成にあたって ……… iv

ガイドライン総説－ガイドライン作成の経緯および手順－ ……… vi

CQ 1	わが国における受傷機転の特徴は？ ……… 2
CQ 2	腎外傷の診療に望ましい施設の要件は？ ……… 4
CQ 3	腎外傷の頻度と程度は？ ……… 7
CQ 4	腎外傷における他臓器合併損傷の頻度と程度は？ ……… 10
CQ 5	腎外傷および腎外傷診療の特徴とは？ ……… 12
CQ 6	腎外傷の損傷分類にはどのようなものがあるか？その有用性や問題点は？ ……… 14
CQ 7	腎外傷の診療に有用な臨床所見はどのようなものがあるか？ ……… 18
CQ 8	腎外傷の診療に有用な検査所見はどのようなものがあるか？ ……… 21
CQ 9	腎外傷の診療に有用な画像診断法はどのようなものがあるか？ ……… 23
CQ 10	腎外傷に対する保存的治療の適応と方法は？ ……… 27
CQ 11	腎外傷に伴う尿漏はドレナージが必要か？ ……… 32
CQ 12	腎外傷に対するTAEの適応は？ ……… 36

CQ 13	腎外傷に対するTAEの方法は？ 39
CQ 14	腎外傷に対する開腹手術の適応は？ 42
CQ 15	腎外傷に対する開腹手術の術式は？ 45
CQ 16	腎外傷に伴う他臓器合併損傷に対する開腹時の renal explorationの適応は？ 49
CQ 17	腎外傷の診療における小児と成人との相違点は？ 51
CQ 18	腎外傷に対する保存的治療の合併症にはどのようなものがあるか？ その頻度，診断と，治療は？ 54
CQ 19	腎外傷に対するTAEの合併症にはどのようなものがあるか？ その頻度，診断と，治療は？ 59
CQ 20	腎外傷に対する開腹手術の合併症にはどのようなものがあるか？ その頻度，診断と，治療は？ 61

腎外傷診療ガイドライン
2016年版

CQ 1

わが国における受傷機転の特徴は？

わが国における腎外傷の受傷機転は，交通外傷が最多であり，次いで転倒や転落，スポーツ外傷と続く。打撲による鈍的外傷がほとんどであり，刺創・切創・銃創などの穿通性外傷は全体の数パーセントと少ない。

解説

わが国における腎外傷の報告の多くが単一施設からである。施設の地理的環境，症例の対象年齢も影響するが，全年齢を対象とした多くの施設の報告によると，受傷原因の最多は，交通外傷（29〜75％），次いで転倒・転落（11〜53％），スポーツ外傷（3〜30％），暴力（4〜15％）と続く[1-19]。小児では転倒・転落（30〜53％），スポーツや遊びによる外傷（27〜40％）の報告が大人と比して多い[20,21]。受傷機転として，打撲による鈍的外傷と，あるいは刺創・切創・銃創などによる穿通性外傷の割合をみると，わが国と米国では異なる。わが国のDPCデータベースを用いた腎外傷320例の検討によると，304例（95％）が鈍的外傷であり，穿通性外傷は16例（5％）に留まった[22]。一方，米国のNTDBの9,002例の腎外傷データによると，穿通性外傷は19％であり，わが国よりも多かった[23]。米国では腎の穿通性外傷の大半が銃創によるものとの報告もあり[24]，銃の普及具合がわが国と米国の受傷機転の違いに影響を与えている可能性がある。

参考文献

1) 中島洋介．腎外傷の病態と治療．医事新報．2009; 4441: 60-4.（Ⅵ）
2) 小林博仁，藤田和彦，今泉健太郎，他．当院による腎外傷の検討．泌紀．2007; 53: 767-70.（Ⅳb）
3) 中津裕臣．腎外傷．臨泌．2004; 58: 7-11.（Ⅴ）
4) 藤本浩明，内藤雅晃，有本直樹，他．救急医療 腎外傷．長岡赤十字病医誌．2001; 14: 9-12.（Ⅴ）

5) 田中一匡, 横田雅生, 塩津智之, 他. 腎外傷の臨床的検討. 高知赤十字病院医誌. 1998; 6: 21-3.（Ⅴ）
6) 当麻美樹, 鵜飼卓, 太田宗夫. 腎外傷の損傷形態と治療方法に関する検討. 日外傷研会誌. 1991; 5: 224-34.（Ⅴ）
7) 滝野昌也, 岡田芳明. 鈍的な外力による十二指腸損傷 特に右腎損傷との関連について. 日外傷研会誌. 1989; 3: 271-5.（Ⅴ）
8) 野垣譲二. 腎外傷の臨床的統計. 日泌会誌. 1984; 75: 1007-8.（Ⅳb）
9) 武縄淳, 滝洋二, 林　正, 他. 腎外傷22例の臨床的観察. 泌紀. 1989; 35: 1305-9.（Ⅳb）
10) 赤枝輝明, 永井敦, 山根享. 腎外傷の臨床的検討. 津山中病医誌. 1987; 1: 51-5.（Ⅴ）
11) 五島明彦, 村井哲夫, 福岡洋. 鈍的腎外傷の臨床的観察. 横浜医. 1987; 38: 637-43.（Ⅳb）
12) 鈴木孝憲, 稲葉繁樹, 加藤宣雄. 腎外傷103例の臨床的観察. 泌紀. 1985; 31: 223-9.（Ⅳb）
13) 森下英夫, 山本尊彦, 佐藤昭太郎. 泌尿器科外傷の臨床的検討―新潟大学泌尿器科入院患者統計（昭和38年-昭和52年）（第3報）. 西日泌. 1980; 42: 979-83.（Ⅳb）
14) 馬場克幸, 矢島通孝, 山川克典 他. 腎外傷の臨床的統計. 泌紀. 2001; 47: 159-62.（Ⅳb）
15) 鈴木規之, 森偉久夫, 江越賢一, 他. 腎外傷42症例の検討　画像診断による手術適応の検討. 泌紀. 1995; 41: 965-8.（Ⅳb）
16) 加瀬浩史, 永島弘登志, 渡辺徹, 他. 非開放性腎損傷62例の臨床的検討. 泌紀. 1995; 41: 855-9.（Ⅳb）
17) 田中雅博, 大園誠一郎, 木村昇紀, 他. 腎外傷の臨床的検討. 泌紀. 1994; 40: 975-80.（Ⅳb）
18) 松田聖士, 竹内敏視, 栗山学, 他. 当院における腎外傷の解析. 泌紀. 1990; 36: 115-20.（Ⅴ）
19) Ichigi Y, Takaki N, Nakamura K, et al. Significance of hematoma size for evaluating the grade of blunt renal trauma. Int J Urol. 1999; 6: 502-8.（Ⅳb）
20) 橋本貴彦, 三井要造, 上田康生, 他. 小児腎外傷15例の臨床的検討. 日小児泌会誌. 2008; 16: 163-6.（Ⅴ）
21) 米田文男, 菅政治, 辻村玄弘, 他. 小児腎外傷の臨床的検討. 愛媛医. 1991; 10: 179-82.（Ⅴ）
22) Sugihara T, Yasunaga H, Horiguchi H, et al. Management trends, angioembolization performance and multiorgan injury indicators of renal trauma from Japanese administrative claims database. Int J Urol. 2012; 19: 559-63; author reply 564.（Ⅳb）
23) Hotaling JM, Wang J, Sorensen MD, et al. A national study of trauma level designation and renal trauma outcomes. J Urol. 2012; 187: 536-41.（Ⅳb）
24) Kansas BT, Eddy MJ, Mydlo JH, et al. Incidence and management of penetrating renal trauma in patients with multiorgan injury: extended experience at an inner city trauma center. J Urol. 2004; 172: 1355-60.（Ⅳb）

CQ 2

腎外傷の診療に望ましい施設の要件は？

施設の要件としては腎外傷に対してTAE，尿漏ドレナージ，腎摘除などの手術だけでなく，頭部，胸部や腹部などの合併損傷に対しても緊急に対応できる体制が望ましい。

解説

　腎外傷では頭部，胸部，腹部の重篤な合併損傷を伴うことがあり，救急医や外科医などと共同で診療にあたらなければならないことが少なくない。外傷診療に対する診療体制が良好な場合は，腎摘除術は20％減少し，また，死亡のリスクは著明に減少するとされる[1,2]。このため，これらの合併損傷に迅速に対応できる診療体制が必要となる。

　施設面では超音波検査，CT，MRI，血管造影装置，手術室などが緊急に使用可能であることが望ましく，そのためには医師を含めた要員が確保されている必要がある。

　腎外傷の治療は安静下に経過観察をする症例が80％を占めることからもわかるように，多くは非手術療法が可能である。しかし，尿漏ドレナージが8％，腎摘除が3.9～7％，TAEが1～15.4％，腎裂傷縫合が1％，腎部分切除術が1％，腎動脈修復術が1％に施行されていることから，これらへの対応が行えなければならない[3,4]。

　出血に対しては，造影CTにより出血源の評価が可能であり，腎臓，肝臓，そして脾臓からの活動性の出血に対しては血圧が安定しておればTAEが選択肢となる。JAST分類Ⅲ度の腎外傷ではTAEでの対応が必要となることがあり，放射線科の協力が欠かせない[5-8]。尿漏に対しては緊急のドレナージが行える体制が必要となる[3,9]。

　合併損傷に対しても緊急対応が行える体制が必要となる。腹腔内出血により血

圧が不安定な場合や消化管の穿孔などに対しては緊急開腹術が，頭部外傷では緊急開頭術が行える体制が必要である。いつでも緊急にこれらに対応できる病院の体制が要求され，状況に応じて対応可能な医療機関への転送も必要となる。医師や医療スタッフの量と質，画像検査機器の能力，医療機材の整備状況など自施設の診療能力を把握しておき，対応能力に限界がある場合は適切な医療機関へ紹介する。病院間搬送に際して遵守すべき注意点が外傷初期診療ガイドラインで示されている（表1）。

表1 病院間搬送に際して遵守すべき注意点
（外傷初期診療ガイドライン改訂第4版[10]から引用）

1. 初期蘇生を行い全身状態の安定化が図られていること
2. 自施設では行えない治療が必要との判断が存在すること
3. 搬送により外傷患者の転帰がよくなる見込みがあること
4. 紹介先の施設で最適な医療を受けることが期待できること
5. 医師・看護師または救急救命士が救急車などに同乗し，搬送時に起こり得る偶発症に対応できること
6. 紹介先の施設へ情報を事前に提供し，病院間搬送先の施設で根本治療が行えるまでの時間を極力短縮すること

参考文献

1) Vanni AJ, Hotaling J, Hamlat C, et al. Do inclusive trauma systems improve outcomes after renal trauma? J Trauma Acute Care Surg. 2012; 72: 385-9.（Ⅳb）
2) Hotaling JM, Wang J, Sorensen MD, et al. A national study of trauma level designation and renal trauma outcomes. J Urol. 2012; 187: 536-41.（Ⅳb）
3) 田村芳美, 小屋智子, 西井昌弘, 他. 尿溢流に対し経皮的ドレナージで治療することができたⅢ型鈍的腎外傷の1例. 泌紀. 2010; 56: 439-42.（Ⅴ）
4) 小林博仁, 藤田和彦, 今泉健太郎, 他. 当院による腎外傷の検討. 泌紀. 2007; 53: 767-70.（Ⅳb）
5) 竹島徹平, 南村和宏, 滝沢明利, 他. TAEにて救命し得たが腎摘出に至ったⅢb型外傷性腎損傷の1例. 泌外. 2013; 26: 217-20.（Ⅴ）
6) 佐藤友紀, 川崎芳英, 加藤愼之介. 鈍的腎外傷の保存療法中に出現した腎動静脈瘻に対し動脈塞栓が奏効した1例. 日農村医会誌. 2012; 61: 118-23.（Ⅴ）
7) 柳雅人, 西村泰司, 近藤幸尋, 他. 地方医療における深在性腎損傷に対する経カテーテル的動脈塞栓術の役割 救急外来を受診し死亡した外傷症例58例の検討. 西日泌. 2010; 72: 429-35.（Ⅳb）

8) 髙尾智也, 後藤隆文, 青山興司, 向井敬. 外傷性腎損傷（Ⅲb型）に対するIVR. 小児外科. 2009; 41: 612-5.（Ⅴ）
9) 篠島利明, 中島洋介, 北野光秀, 他. 日本外傷学会腎損傷分類に基づいた鈍的腎外傷症例115例の検討. 日泌会誌. 2004; 95: 783-91.（Ⅳb）
10) 日本外傷学会, 日本救急医学会監修. 日本外傷学会外傷初期診療ガイドライン改訂第4版編集委員会編 外傷初期診療ガイドライン JATEC. 改訂第4版. へるす出版, 東京 2012.（ガイドライン）

CQ 3 腎外傷の頻度と程度は？

わが国の腎外傷の発生頻度は，10万人年あたり2.06件と推定される。男性が72％を占め，年齢の中央値は41歳。腎被膜下損傷が47％，表在性損傷が22％，深在性損傷が25％，腎茎部損傷が6％程度を占める。青少年のスポーツによる腎外傷は100万人年あたり6.9件発生し，コンタクトスポーツよりもスキーやスノーボード，サイクリングがハイリスクとされる。

解説

腎外傷を網羅的に登録しているデータベースは存在しない。わが国のDPCデータベースに登録されていた腎外傷入院1,505件の解析によると，男性が72％を占め，年齢の中央値は41歳であった[1]。2006〜2008年における腎外傷の発生頻度は，10万人年あたり2.06件（95％信頼区間，1.95〜2.16）発生していると推定される。腎のみの損傷が57％，合併損傷が腹骨盤内にとどまる症例が11％，更に広範囲に合併損傷を有する症例が32％と報告されている[1]。

腎外傷の程度については，単独もしくは少数の施設からの症例報告にとどまっている。過去の報告を統合すると，腎被膜下損傷が47％，表在性損傷が22％，深在性損傷が25％，腎茎部損傷が6％程度を占める[2-16]（各々，JAST分類2008年版のⅠ型，Ⅱ型，Ⅲ型，PVに相当）。一方，米国のNTDBによると，深在性損傷もしくは腎茎部血管損傷を伴う腎外傷のAAST分類grade Ⅳ以上（JAST分類Ⅲ型以上）は32％と報告されており，腎外傷の程度に関してはわが国と目立った違いは認められない[17]。

一般的に，小児は成人より腎外傷が悪化しやすいといわれている。鈍的腎外傷の症例において，米国の高度の外傷センターを受診する小児は成人よりもAAST分類grade Ⅳ以上の重症患者の比率が高いことが報告されている[18]。

また，青少年のスポーツによる腎外傷リスクについて，米国からいくつか報告

がある。米国のハイスクール（日本の中学三年生〜高校三年生にあたる）におけるスポーツ外傷の調査によれば，1995年度から1997年度に行われたのべ440万人のスポーツイベントの中で，外傷は23,666件発生し，うち腎外傷は18件と非常にまれで，いずれも手術を要するものはなかったと報告されている[19]。アメリカンフットボールが12例，サッカーが3例，バスケットボールが2例，野球が1例であった。

別の文献調査によれば，青少年のスポーツ由来の腎外傷イベントは100万人年あたり6.9件と報告されている[20]。このうち，腎喪失に繋がる重大な腎外傷イベントは0.4件程度であり，スキー，サイクリング，乗馬などがハイリスクスポーツとして報告されている。アメリカンフットボールはコンタクトスポーツであるが，腎機能喪失となるほどの重大な腎外傷はスキーやサイクリングの3分の1以下とされている[20,21]。スノーボードの腎外傷リスクについてはスキーと同等，もしくはよりハイリスクとする報告が米国から出されている[22,23]。わが国でもスキー，スノーボードによる腹部臓器損傷では腎外傷の割合が高いとする報告がある[24,25]。

参考文献

1) Sugihara T, Yasunaga H, Horiguchi H, et al. Management trends, angioembolization performance and multiorgan injury indicators of renal trauma from Japanese administrative claims database. Int J Urol. 2012; 19: 559-63; author reply 564.（Ⅳb）
2) 中島洋介. 腎外傷の病態と治療. 医事新報. 2009; 4441: 60-4.（Ⅵ）
3) Nishizawa S, Mori T, Shintani Y, et al. Applicability of blunt renal trauma classification of Japanese Association for the Surgery of Trauma（JAST）. Int J Urol. 2009; 16: 862-7.（Ⅳb）
4) 新垣義孝, 宮内孝治, 松浦謙二, 他. 腎外傷559例の治療方針の検討 Ⅱ型Ⅲ型を中心に. 日外傷会誌. 2008; 22: 81-8.（Ⅳb）
5) 橋本貴彦, 三井要造, 上田康生, 他. 小児腎外傷15例の臨床的検討. 日小児泌会誌. 2008; 16: 163-6.（Ⅴ）
6) 小林博仁, 藤田和彦, 今泉健太郎, 他. 当院による腎外傷の検討. 泌紀. 2007; 53: 767-70.（Ⅳb）
7) 倉繁拓志, 小武家洋, 水野全裕, 他. 当院における腎外傷の臨床経験. 香川労災病誌. 2005: 33-8.（Ⅳb）
8) 篠島利明, 中島洋介, 北野光秀, 他. 日本外傷学会腎損傷分類に基づいた鈍的腎外傷症例115例の検討. 日泌会誌. 2004; 95: 783-91.（Ⅳb）
9) 黒川真輔, 越智雅典, 徳江章彦. 当院における腎外傷の臨床的検討. 自治医大紀. 2000; 23: 165-9.（Ⅴ）
10) 田中一匡, 横田雅生, 塩津智之, 他. 腎外傷の臨床的検討. 高知赤十字病医誌. 1998; 6: 21-

3.（V）
11）雑賀隆史，真鍋大輔，陶山文三，他．腎外傷に対する臨床的検討．泌紀．1998; 44: 697-700.（V）
12）大山　力，中川晴夫，田口勝行，他．腎外傷の保存的治療に関する検討．泌外．1997; 10: 767-70.（Ⅳb）
13）篠島弘和，松ヶ瀬安邦，榊原尚行，他．腎外傷の臨床的検討　銃創による多発外傷（肝，両腎,大腸,腰椎）の1救命例を含む．泌外．1995; 8: 643-6.（Ⅳb）
14）田中雅博，大園誠一郎，木村昇紀，他．腎外傷の臨床的検討．泌紀．1994; 40: 975-80.（Ⅳb）
15）米田文男，菅　政治，辻村玄弘，他．小児腎外傷の臨床的検討．愛媛医．1991; 10: 179-82.（V）
16）黒子幸一，山越昌成，田中宏樹，他．腎外傷の臨床的統計．泌外．1989; 2: 1057-60.（Ⅳb）
17）Hotaling JM, Wang J, Sorensen MD, et al. A national study of trauma level designation and renal trauma outcomes. J Urol. 2012; 187: 536-41.（Ⅳb）
18）Brown SL, Elder JS, Spirnak JP. Are pediatric patients more susceptible to major renal injury from blunt trauma? A comparative study. J Urol. 1998; 160: 138-40.（Ⅳb）
19）Grinsell MM, Butz K, Gurka MJ, et al. Sport-related kidney injury among high school athletes. Pediatrics. 2012; 130: e40-5.（Ⅳb）
20）Grinsell MM, Showalter S, Gordon KA, et al. Single kidney and sports participation: perception versus reality. Pediatrics. 2006; 118: 1019-27.（Ⅳb）
21）Johnson B, Christensen C, Dirusso S, et al. A need for reevaluation of sports participation recommendations for children with a solitary kidney. J Urol. 2005; 174.（Ⅳb）
22）Sacco DE, Sartorelli DH, Vane DW. Evaluation of alpine skiing and snowboarding injury in a northeastern state. J Trauma. 1998; 44: 654-59.（Ⅳb）
23）Wasden CC, McIntosh SE, Keith DS, et al. An analysis of skiing and snowboarding injuries on Utah slopes. J Trauma. 2009; 67: 1022-6.（Ⅳb）
24）石坂克彦，小林宣隆，柴田　均，他．スノーボードによる腹部外傷．手術．2001; 55: 2097-103.（V）
25）北村　宏，秋田倫幸，古沢徳彦，他．増加傾向にあるスキー，スノーボードによる腹部臓器損傷の特徴．日腹部救急医会誌．2003; 23: 713-8.（V）

CQ 4

腎外傷における他臓器合併損傷の頻度と程度は？

腎外傷の40〜57％には他臓器の合併損傷が存在する。肝損傷，脾損傷，頭部外傷，胸部外傷，骨盤骨折や四肢の骨折がある。腎外傷が死因となるのはまれであり，頭部外傷，胸部外傷，腹部外傷や骨盤骨折などの合併損傷が死因となることがあり，他科との連携が重要である。

解説

　腎外傷は交通事故，墜落転落，打撲など大きな外力によって引き起こされることが多いため合併損傷を伴っていることが多く，その頻度は40〜57％とされている。臓器別の合併損傷の頻度は肝損傷10〜36％，脾損傷8〜13％，頭部外傷13〜14.9％，胸部外傷16〜26％，腹腔内臓器損傷16〜52％，骨盤骨折7〜16％，および四肢の骨折32〜36％となっている[1-5]。

　腎外傷が直接死因となることはまれとされ[5]，大橋らは腎外傷114例のうち腎外傷そのものが死因となったのは腎茎部損傷1例のみであり，他の10例は他臓器外傷によるものと報告している[1]。他の報告でも腎外傷そのものが死因となった例はなかったとしている[1,3,4]。腎外傷を含む多発外傷において死因となるのは，多くが頭部外傷，肝破裂，直腸損傷，膵損傷，骨盤骨折などであり，生命の予後を左右する重要臓器損傷を確実に診断して対応することが重要となってくる。腎外傷の重症度と合併損傷の合併率および重症度とは必ずしも相関せず，生命予後は合併損傷の程度に大きく影響される[1,3]。

　重要な合併損傷を見逃さないためにも，外傷患者の搬入時にはPrimary surveyを行うことが求められる。Primary surveyとはA（Airway）：気道評価・確保と頸椎保護，B（Breath）：致命的な胸部外傷の処置，C（Circulation）：循環評価および蘇生と止血，D（Dysfunction of CNS）：生命を脅かす中枢神経障害の評価，そしてE（Exposure and Environmental Control）：脱衣と体温管理

を行うことである。腎外傷においても生命の安全を保障するPrimary surveyによる合併損傷の把握は重要である。Primary surveyで発見される可能性のある病態として，気道閉塞，フレイルチェスト，開放性気胸，大量血胸，心タンポナーデ，腹腔内出血，後腹膜出血，脳ヘルニアを来す頭蓋内占拠性病変，そして低体温がある[6]。

　腎外傷が死因となるのはまれであり，死因となりうる頭部外傷，胸部外傷，腹部外傷や骨盤骨折などの合併損傷に注意し，他科と連携して治療して行くことが重要とされる[7]。

参考文献

1) 大橋伸生, 山田智二, 山崎秀博, 他. 腎外傷の治療. 泌外. 1989; 2: 881-7.（Ⅴ）
2) 星野英章. 腎外傷の治療83自験例の検討. 泌外. 1989; 2: 861-5.（Ⅳb）
3) 新垣義孝, 中村信之, 松岡政紀, 他. 腎外傷, 尿管損傷の診断と治療. 西日泌. 1991; 53: 665-9.（Ⅴ）
4) 大山力, 中川晴夫, 田口勝行, 他. 腎外傷の保存的治療に関する検討. 泌外. 1997; 10: 767-70.（Ⅳb）
5) 飯山達雄, 阪倉直樹, 山崎一郎, 他. 腎外傷の臨床的検討 損傷程度・合併症による治療方針の決定. 西日泌. 1999; 61: 564-8.（Ⅳb）
6) 日本外傷学会外傷初期診療ガイドライン改訂第4版編集委員会 編, 日本外傷学会, 日本救急医学会 監修. 外傷初期診療ガイドライン JATEC. 改訂第4版. へるす出版, 東京 2012.（ガイドライン）
7) 馬場克幸, 矢島通孝, 山川克典, 他. 腎外傷の臨床的統計. 泌紀. 2001; 47: 159-62.（Ⅳb）

CQ 5 腎外傷および腎外傷診療の特徴とは？

腎は後腹膜に位置し，Gerota筋膜に囲まれているため，鈍的外傷では大出血をきたして緊急手術になることは少ない。損傷が腎盂まで達すると尿漏が発生し，感染を併発することがある。

解説

腎は後腹膜に位置しGerota筋膜に囲まれているため，鈍的外力に起因する腎外傷でも大出血から緊急手術となることは少ない。わが国のDPCデータベースを用いた1,505例の腎外傷の検討では，手術となった症例は69例（4.6%）と報告されている[1]。また米国のNTDBを使用した研究[2]でも，鈍的腎外傷6,892例中，腎摘除289例（4.1%），腎縫合39例（0.5%）と報告されている。一方，穿通性外傷1,573例では，腎摘除333例（21%），腎縫合237例（15.1%）と，鈍的腎外傷に比べ手術例が多かった。

Gerota筋膜は弾性のある結合組織で，腎から出血していてもタンポナーデ効果で自然止血する。Fuら[3]は，造影CTで腎出血のある鈍的腎外傷26例に血管造影検査を施行したが，Gerota筋膜の連続性の保たれている症例14例中11例は，血管造影では造影剤の血管外漏出がなく自然止血されていたと報告している。一方，Gerota筋膜が破綻すると，血腫は傍腎腔まで拡大し，循環動態は不安定となり，TAEや手術などの何らかの止血処置が必要になる場合が多い[3,4]。

腎外傷が腎盂に達すると尿が腎外に溢流する。通常，尿は無菌であり感染を合併することは少ないが，重症の腎実質外傷を合併すると敗血症になることがある。尿漏を伴った34例のAAST分類grade ⅣおよびⅤ（JAST分類Ⅲ型およびPV）の腎外傷に非手術療法を行い，3例（9%）のみが遷延する尿漏のため尿管ステントを入れたところ，合併症なく全員が退院した[5]。Longらは，重症（AAST分類grade Ⅳ：JAST分類PV）腎外傷99例のうち72例に尿漏があり，

保存療法を行い27例に尿管ステントを入れたが,そのうち9例は感染による敗血症が原因であった。また11例に手術を施行したが,5例はやはり感染による敗血症が原因であったと報告している[6]。

参考文献

1) Sugihara T, Yasunaga H, Horiguchi H, et al. Management trends, angioembolization performance and multiorgan injury indicators of renal trauma from Japanese administrative claims database. Int J Urol. 2012; 19: 559-63; author reply 564.（Ⅳb）
2) Wright JL, Nathens AB, Rivara FP, et al. Renal and extrarenal predictors of nephrectomy from the national trauma data bank. J Urol. 2006; 175: 970-5; discussion 5.（Ⅳb）
3) Fu CY, Wu SC, Chen RJ, et al. Evaluation of need for angioembolization in blunt renal injury: discontinuity of Gerota's fascia has an increased probability of requiring angioembolization. Am J Surg. 2010; 199: 154-9.（Ⅳb）
4) Hagiwara A, Sakaki S, Goto H, et al. The role of interventional radiology in the management of blunt renal injury: a practical protocol. J Trauma. 2001; 51: 526-31.（Ⅳb）
5) Alsikafi NF, McAninch JW, Elliott SP, et al. Nonoperative management outcomes of isolated urinary extravasation following renal lacerations due to external trauma. J Urol. 2006; 176: 2494-7.（Ⅳb）
6) Long JA, Fiard G, Descotes JL, et al. High-grade renal injury: non-operative management of urinary extravasation and prediction of long-term outcomes. BJU Int. 2013; 111: E249-55.（Ⅳa）

CQ 6

腎外傷の損傷分類にはどのようなものが あるか？　その有用性や問題点は？

推奨グレード B

腎外傷の損傷分類として，わが国ではJAST分類が主に用いられ，一方，欧米ではAAST分類が主に使用されている。両者ともに，治療成績と相関することが示されており，治療方針の決定の際にも一定の有用性と妥当性が評価されている。JAST分類は2008年に改訂されたので，その有用性に関してはさらなる検証が必要である。

解 説

　腎外傷の損傷分類として，わが国では日本外傷学会の腎損傷分類（JAST分類）が主に用いられている（表1）。一方欧米では，米国外傷外科学会の分類（AAST分類）[1] が主に使用されている（表2）。小児においては確立した分類法はなく，一般に上記の分類法が用いられているのが現状である[2]。

　1997年に作成されたJAST分類（JAST分類1997）は，損傷形態により重症度をⅠ～Ⅳ型に分け，さらに血腫と尿漏の広がりを付記した点が特徴である[3,4]。JAST分類1997の妥当性を評価した前向き研究は認めず，後向き研究のみを認める。篠島らは腎外傷患者115人を対象とした後向き研究で，腎摘除の有無を評価項目とした際の，実質損傷の重症度，血腫ならびに尿漏の相関性を検討した結果，実質損傷の重症度のみが独立した予後予測因子であったと報告している[5]。その他の報告でもJAST分類1997は，腎の損傷程度を反映し，治療成績とも相関するために有用性があるとの意見を認めるが[6,7]エビデンスの蓄積は十分ではない。

　2008年に改訂されたJAST分類（JAST分類2008）は，腎を含む実質臓器全体でⅠ～Ⅲの3型分類に統一されており，JAST分類1997でのⅣ型は削除され，腎茎部血管損傷は，appendixに記載されることになった。JAST分類2008の妥当

性に関する検討も限られてはいるが，Nishizawaらは腎外傷患者70人を対象とした後向き研究で，腎摘除に至る予測因子として腎損傷の程度と血腫の程度が有用である可能性を示唆している[8]。しかし，腎茎部血管損傷を分類項目から外したことでAAST分類との整合性は低下し，また腎の転帰を反映するかという点においてもコンセンサスが得られておらず，その有用性については今後のエビデンスの蓄積とさらなる検証が待たれる。

表1　日本外傷学会腎損傷分類（JAST分類）

腎損傷分類1997	腎損傷分類2008
I型　腎被膜下損傷 Subcapsular injury 　a. 挫傷 Contusion 　b. 被膜下血腫 Subcapsular hematoma 　c. 実質内血腫 Parenchymal hematoma	I型　被膜下損傷 subcapsular injury 　a. 被膜下血腫 subcapsular hematoma 　b. 実質内血腫 intraparenchymal hematoma
II型　腎表在性損傷 Superficial injury 　　　表在性裂傷 Superficial laceration	II型　表在性損傷 superficial injury
III型　腎深在性損傷 Deep injury 　a. 深在性裂傷 Deep lacetation 　b. 離断 Transection 　c. 粉砕 Fragmentation	III型　深在性損傷 deep injury 　a. 単純深在性損傷 simple deep injury 　b. 複雑深在性損傷 complex deep injury
IV型　腎茎部血管損傷 Pedicle injury 　a. 腎動脈閉塞 Renal artery occlusion 　b. 茎部動静脈損傷 Avulsion or disruption of renal pedicle vasculature	
Appendix 1：腎周辺への血腫の拡がりを付記する （H1）：腎周囲腔の血腫 Perirenal hematoma （H2）：傍腎腔の血腫 Pararenal hematoma （H3）：Contralateral pararenal typeあるいはcentral typeの血腫 Extended hematoma Appendix 2：腎周辺への尿漏の拡がりを付記する （U1）：（H1）と同様の尿漏 Perirenal extravasated urine （U2）：（H2）と同様の尿漏 Pararenal extravasated urine （U3）：（H3）と同様の尿漏 Extended extravasated urine	[Appendix] 腎茎部血管損傷(pedicle vessel)はPVとして表記する 血腫の広がりがGerota筋膜内に留まるものはH1，Gerota筋膜を超えるものはH2と表記する 尿漏がGerota筋膜内に留まるものはU1，Gerota筋膜を超えるものはU2と表記する

*文献3より引用一部改変
http://www.jast-hp.org/archive/sonsyoubunruilist.pdf

AAST分類は1989年に作成されて以来，改訂がなされていない．損傷形態により重症度をⅠ～Ⅴの5型に分類される．本分類に関しても治療成績との相関に関する後向き研究が散見され[9-12]，その有用性に関しては一定のコンセンサスが得られているが，同じ型分類の中でも異なる治療法が存在する場合がある．また，腎茎部の分枝血管損傷および，腎盂尿管移行部の断裂が評価項目に含まれていない点が指摘されることがある[13]．さらに，Dugiらは血腫の程度が治療方針に相関するとして，AAST分類に血腫の評価を組み込むことの有用性を指摘している[14]．

表2 米国外傷外科学会分類（AAST分類）

Grade	Type	Description
Ⅰ	contusion	microscopic or gross hematuria; urologic studies normal
	hematoma	subcapsular, nonexpanding without parenchymal laceration
Ⅱ	hematoma	nonexpanding perirenal hematoma confined to renal retroperitoneum
	laceration	＜1.0cm parenchymal depth of renal cortex without urinary extravasation
Ⅲ	laceration	＞1.0cm parenchymal depth of renal cortex without collecting system rupture or urinary extravasation
Ⅳ	laceration	parenchymal laceration extending through the renal cortex, medulla and collecting system
	vascular	main renal artery or vein injury with contained hemorrhage
Ⅴ	laceration	completely shattered kidney
	vascular	avulsion of renal hilum which devascularizes kidney

※文献1より引用一部改変

参考文献

1) Moore EE, Shackford SR, Pachter HL, et al. Organ injury scaling: spleen, liver, and kidney. J Trauma. 1989; 29: 1664-6.（Ⅵ）
2) 橋本貴彦, 三井要造, 上田康生, 他. 小児腎外傷15例の臨床的検討. 日小児泌会誌. 2008; 16: 163-6.（Ⅴ）
3) 当麻美樹. 外傷診療の基本を学ぶ；「JATEC」と「日本外傷学会臓器損傷分類」臓器損傷分類と消化器外科 腎損傷分類2008. 消外. 2009; 32: 477-84.（Ⅵ）
4) 当麻美樹, 田伏久之. 日本外傷学会臓器損傷分類の改訂について 日本外傷学会臓器損傷分類からみた診断・分類のポイント―腎損傷分類―. 日外傷会誌. 2004; 18: 40-51.（Ⅵ）
5) 篠島利明, 中島洋介, 北野光秀, 他. 日本外傷学会腎損傷分類に基づいた鈍的腎外傷症例

115例の検討. 日泌会誌. 2004; 95: 783-91.（Ⅳb）
6) 中島洋介. 腎外傷の病態と治療. 医事新報. 2009; 4441: 60-4.（Ⅵ）
7) 中島洋介, 北野光秀, 吉井　宏. 泌尿器科救急疾患の診断・治療 鈍的腎外傷の評価と治療方針について. 泌外. 2008; 21: 147-54.（Ⅵ）
8) Nishizawa S, Mori T, Shintani Y, et al. Applicability of blunt renal trauma classification of Japanese Association for the Surgery of Trauma (JAST). Int J Urol. 2009; 16: 862-7.（Ⅳb）
9) Davis KA, Reed RL 2nd, Santaniello J, et al. Predictors of the need for nephrectomy after renal trauma. J Trauma. 2006; 60: 164-9; discussion 9-70.（Ⅳb）
10) Shariat SF, Roehrborn CG, Karakiewicz PI, et al. Stage KH. Evidence-based validation of the predictive value of the American Association for the Surgery of Trauma kidney injury scale. J Trauma. 2007; 62: 933-9.（Ⅳb）
11) Shariat SF, Trinh QD, Morey AF, et al. Development of a highly accurate nomogram for prediction of the need for exploration in patients with renal trauma. J Trauma. 2008; 64: 1451-8.（Ⅳb）
12) Wright JL, Nathens AB, Rivara FP, et al. Renal and extrarenal predictors of nephrectomy from the national trauma data bank. J Urol. 2006; 175: 970-5; discussion 5.（Ⅳb）
13) Buckley JC, McAninch JW. Revision of current American Association for the Surgery of Trauma Renal Injury grading system. J Trauma. 2011; 70: 35-7.（Ⅳb）
14) Dugi DD 3rd, Morey AF, Gupta A, et al. American Association for the Surgery of Trauma grade 4 renal injury substratification into grades 4a (low risk) and 4b (high risk). J Urol. 2010; 183: 592-7.（Ⅳb）

CQ 7

腎外傷の診療に有用な臨床所見はどのようなものがあるか？

推奨グレード B

成人の鈍的外傷では，①肉眼的血尿，②収縮期血圧90 mg以下を伴う顕微鏡的血尿の2つがAAST分類grade II以上（JAST分類II型以上）の腎損傷を考慮すべき臨床所見である．これらに，③他の腹腔内臓器損傷の疑い，④転落などの減速機序による受傷を加えた4つが，腎外傷診断のための画像検査の適応となりうる．

解説

腎外傷の存在を疑い，画像検査を施行すべき臨床所見について解説する．穿通性外傷では，血尿の程度は腎損傷の程度と相関するが，血尿がなくても，AAST分類grade III以上（JAST分類II型以上）の損傷は否定できない[1]．受傷部位では側腹部の刺創はgrade IIIが有意に多く，正中腹部の刺創はgrade I（JAST分類I型）が有意に多いとする報告[2]もあるが，腎近傍の刺創では臨床所見にかかわらず全例に診断のための画像検査，あるいは術中探索を施行すべきである[3]．

成人の鈍的外傷では，Millerら[4]は自施設のデータから①肉眼的血尿がある場合，②収縮期血圧90 mg以下で顕微鏡的血尿がある場合，③他の腹腔内臓器損傷が疑われる場合，④転落や衝突などの減速損傷による受傷，を診断のための画像検査の適応とすることで，臨床的に重要な腎外傷が見逃される可能性はほとんどなくなるとしている．これは，2,024例の鈍的損傷を含む腎外傷症例を対象に，途中から前向きで行われた臨床研究に基づく知見であり，エビデンスレベルは比較的高い．McAndrewら[5]の862例の鈍的損傷を含む後向きな検討でも，上記と同様の知見が得られている．さらに，Brandesら[6]は転落によるgrade II以上（JAST分類II型以上）の腎外傷24例のうち4例で上記①－③の所見を認めないことを示し，減速外傷による受傷では，多発損傷の場合，また側腹部の疼痛や斑

状出血などの身体所見がある場合は，血尿やショックの有無にかかわらず積極的に画像検査を施行すべきとしている。Booneら[7]は鈍的外傷による腎盂尿管移行部断裂7例を検討し，血尿を認めなかった5例中2例はショックや合併損傷もなかったが，いずれも減速外傷であったことを示している。またKnudsonら[8]は鈍的損傷18例を含むgrade Ⅴ（JAST分類Ⅴ型）の腎外傷32例中，肉眼的血尿を認めたのは16例のみであることを示している。以上より肉眼的血尿の有無のみでは腎損傷の重症度を評価できないことを念頭に，診療にあたることが重要であると考えられる。

　小児の鈍的外傷では，ショックや合併損傷を伴わない顕微鏡的血尿に対する画像検査の必要性が議論となっている。Brownら[9]は4例の，Moreyら[10]は10例の，Razら[11]は16例の，Perez-Bryfieldら[12]は19例の，そしてSantucciら[13]は23例の自施設で経験したgrade Ⅱ以上の小児鈍的腎外傷は，全例で上記①－③を満たしており，大人の鈍的損傷と同様に画像検査の適応を判断して問題ないと報告している。一方，Steinら[14]はgrade Ⅱ以上の25例中，7例が血圧安定，合併損傷のない顕微鏡的血尿であったこと，Nguyenら[15]は32例中，6例が血圧の安定した尿沈渣RBC 50/HPF以下の顕微鏡的血尿，もしくは血尿なしであったこと，Ceylanら[16]は35例のうち，grade Ⅱ（JAST分類Ⅱ型）の7例，grade Ⅴの1例が血圧安定，合併損傷のない顕微鏡的血尿もしくは血尿なしであったことを示している。grade Ⅱ以上の小児症例を多く経験している施設ほど，血圧の安定している顕微鏡的血尿であっても画像検査を推奨する傾向はあるが，最終的な判断には前向きな多施設共同研究が必要であると考えられる。

参考文献

1) Eastham JA, Wilson TG, Ahlering TE. Urological evaluation and management of renal-proximity stab wounds. J Urol. 1993; 150: 1771-3.（Ⅳb）
2) Armenakas NA, Duckett CP, McAninch JW. Indications for nonoperative management of renal stab wounds. J Urol. 1999; 161: 768-71.（Ⅳb）
3) Santucci RA, Wessells H, Bartsch G, et al. Evaluation and management of renal injuries: consensus statement of the renal trauma subcommittee. BJU Int. 2004; 93: 937-54.（Ⅳb）
4) Miller KS, McAninch JW. Radiographic assessment of renal trauma: our 15-year experience. J Urol. 1995; 154: 352-5.（Ⅳa）
5) McAndrew JD, Corriere JN Jr. Radiographic evaluation of renal trauma: evaluation of 1103 consecutive patients. Br J Urol. 1994; 73: 352-4.（Ⅳb）
6) Brandes SB, McAninch JW. Urban free falls and patterns of renal injury: a 20-year experience with 396 cases. J Trauma. 1999; 47: 643-9; discussion 9-50.（Ⅳb）

7) Boone TB, Gilling PJ, Husmann DA. Ureteropelvic junction disruption following blunt abdominal trauma. J Urol. 1993; 150: 33-6.(Ⅳb)
8) Knudson MM, Harrison PB, Hoyt DB, et al. Outcome after major renovascular injuries: a Western trauma association multicenter report. J Trauma. 2000; 49: 1116-22.(Ⅳb)
9) Brown SL, Haas C, Dinchman KH, et al. Radiologic evaluation of pediatric blunt renal trauma in patients with microscopic hematuria. World J Surg. 2001; 25: 1557-60.(Ⅳb)
10) Morey AF, Bruce JE, McAninch JW. Efficacy of radiographic imaging in pediatric blunt renal trauma. J Urol. 1996; 156: 2014-8.(Ⅳb)
11) Raz O, Haifler M, Copel L, et al. Use of adult criteria for slice imaging may limit unnecessary radiation exposure in children presenting with hematuria and blunt abdominal trauma. Urology. 2011; 77: 187-90.(Ⅳb)
12) Perez-Brayfield MR, Gatti JM, Smith EA, et al. Blunt traumatic hematuria in children. Is a simplified algorithm justified? J Urol. 2002; 167: 2543-6; discussion 6-7.(Ⅳb)
13) Santucci RA, Langenburg SE, Zachareas MJ. Traumatic hematuria in children can be evaluated as in adults. J Urol. 2004; 171: 822-5.(Ⅳb)
14) Stein JP, Kaji DM, Eastham J, et al. Blunt renal trauma in the pediatric population: indications for radiographic evaluation. Urology. 1994; 44: 406-10.(Ⅳb)
15) Nguyen MM, Das S. Pediatric renal trauma. Urology. 2002; 59: 762-6; discussion 6-7.(Ⅴ)
16) Ceylan H, Gunsar C, Etensel B, et al. Blunt renal injuries in Turkish children: a review of 205 cases. Pediatr Surg Int. 2003; 19: 710-4.(Ⅳb)

CQ 8

腎外傷の診療に有用な検査所見はどのようなものがあるか？

推奨グレード B

肉眼的血尿の有無は重要であるが，腎の損傷程度を必ずしも反映しない。CTは腎外傷の診断の中心的役割を担っており，特に腎実質の損傷程度，血管損傷の有無，血腫，尿漏の程度の評価が重要項目である。また血液検査においては，貧血の有無，血清BUNおよびクレアチニン値が治療方針の決定，および腎摘除の予測因子として考えられており，同様に注意が必要である。

解説

問診と身体所見により，腎外傷の可能性を考えたら血液検査，尿検査，画像検査の計画を立てる[1]。尿検査に関しては自排尿あるいは留置カテーテルの尿から，肉眼的血尿と顕微鏡的血尿の有無をチェックする。特に肉眼的血尿の有無は重要であるが，腎の損傷程度を必ずしも反映しないという点も注意すべきである。中島らの報告によれば，肉眼的血尿の出現率は鈍的腎外傷全体では68％であり，日本外傷学会の腎損傷分類1997年度版（JAST分類 1997）Ⅰ型38％，Ⅱ型64％，Ⅲ型88％と，腎外傷の程度によって上昇する傾向はあるが，血管損傷のⅣ型は56％であったと報告している[1]。画像検査は腎外傷の診断の中心的検査であり，その中でもCTによる腎実質の損傷程度の評価，血管損傷の有無，血腫，尿漏の程度の評価が重要である[2,3]。超音波は腹腔内出血の診断，腎臓・肝臓・脾臓・膵臓の実質臓器損傷の存在診断と，外傷患者の初期評価に必須である。さらに安価でベッドサイドで使用可能であることから，保存的に治療した症例の経過観察にも有用である。IVPやMRIが施行されることもあるが[4,5]，汎用性が低い。また血液検査では，貧血の程度や腎機能などを評価する。

診断に加えて，初診時における治療方針の決定という点においても上記の検査は重要である。Shariatらは，419人の腎外傷患者を対象として後ろ向き研究で，

開放手術に至った症例の予測因子を解析し，それらの因子をもとにノモグラムを作成した。検討の結果，受傷型（穿通性損傷か鈍的損傷か），輸血の有無，血清BUNおよびクレアチニン値，AAST分類の重症度が独立した予測因子であった[6]。また，Shariatらは，AAST分類のgrade Ⅳ（JAST分類Ⅲ型）のみの77人を対象とした前向き研究で，開放手術に至った症例，ならびに，腎摘除に至った症例の予測因子の検討を行った。検討の結果，開放手術に関しては，性別，受傷型，血圧低下，輸血，輸液負荷，血清クレアチニン値，尿路以外の開腹手術が独立した予測因子であった。また，腎摘除に関しては，受傷型，輸血，輸液負荷，尿路以外の開腹手術が独立した予測因子であった[7]。わが国のJAST分類に関しても，治療方針との相関性を指摘した報告を認めている[3]。以上より，診断だけでなく治療方針の決定，および，転帰の予測といった面からも，上記の検査項目の重要性は高いと考えられる。

参考文献

1) 中島洋介. 腎外傷の病態と治療. 医事新報. 2009; 4441: 60-4.（Ⅵ）
2) Herschorn S, Radomski SB, Shoskes DA, et al. Evaluation and treatment of blunt renal trauma. J Urol. 1991; 146: 274-6; discussion 6-7.（Ⅳb）
3) 篠島利明，中島洋介，北野光秀，他. 日本外傷学会腎損傷分類に基づいた鈍的腎外傷症例115例の検討. 日泌会誌. 2004; 95: 783-91.（Ⅳb）
4) Fortune JB, Brahme J, Mulligan M, et al. Emergency intravenous pyelography in the trauma patient. A reexamination of the indications. Arch surg. 1985; 120: 1056-9.（Ⅳb）
5) Burbridge BE, Groot G, Oleniuk FF, et al. Emergency excretory urography in blunt abdominal trauma. Can Assoc Radiol J. 1991; 42: 326-8.（Ⅳb）
6) Shariat SF, Trinh QD, Morey AF, et al. Development of a highly accurate nomogram for prediction of the need for exploration in patients with renal trauma. J Trauma. 2008; 64: 1451-8.（Ⅳb）
7) Shariat SF, Jenkins A, Roehrborn CG, et al. Features and outcomes of patients with grade Ⅳ renal injury. BJU Int. 2008; 102: 728-33; discussion 33.（Ⅳb）

CQ 9

腎外傷の診療に有用な画像診断法はどのようなものがあるか？

推奨グレード C1

輸液・輸血などで循環動態が安定化できない場合は，FASTおよび胸部と骨盤のポータブル単純X線写真で治療方針を決定することになり，十分な画像検査を行うことはできない。腎外傷自体の診断にはCT検査が有用であり，動脈優位相および実質相の撮影により，動脈損傷および腎実質損傷の描出が可能である。またCT所見から損傷程度を把握することができ，治療方針を検討することができる。

解 説

エビデンスレベルの高い報告はなく，症例報告もしくは後向きな報告がほとんどである。わが国では，外傷初期診療ガイドラインJATEC[1]に沿って診療が行われることが基本であり，循環動態が安定していない状態では，詳細な画像検査よりも止血術が優先される[2]。そのため，循環動態が安定化していない症例では，腎外傷は，開腹時に後腹膜の血腫による腫脹で発見されたり，骨盤骨折に対するTAEの際に発見されたりすることがある。開腹止血術までの間に，もしくは術中にone-shot IVPの試みの報告[3,4]があるが，必ずしも必要としない。

循環動態が安定している状態では，積極的に画像検査を行うことが勧められる。腹部単純X線写真で，腎辺縁の消失や腸腰筋陰影の消失，下位肋骨骨折などでその存在を疑うことができる[5]。しかしながら，腹部単純X線写真では，腹部腸管ガス像などにより描出が困難なこともあり，また出血源検索としては適さないことから，JATECのガイドライン上でも推奨されていない。

超音波検査はベッドサイドで検査可能であり，スクリーニングとしては適しているが，信頼性は高くない[6-8]（感度22～48％，特異度96％，陽性的中率80％，陰性的中率57％）。循環動態が安定し合併損傷がない場合は，経過観察の画像検

査として，超音波検査は被曝を低減することもあり，適している[9]。

画像検査の主体は造影CTであり，腎実質の損傷状態，出血の広がりと部位，尿漏の広がり，実質の血流の有無，腹腔内臓器の合併損傷などを検出することができる[10,11]。撮影法に関して，単純CTは損傷腎の輪郭不整や血腫の存在を診断することは可能である[12]が，造影CTに比して得られる情報が少ないため省略は可能である。造影の動脈優位相と実質相が必要[13,14]であり，前者は動脈損傷の有無を判定することが可能[15-17]であり，その後の治療（TAEなど）に活かすことが可能である。また実質相を撮影することにより，損傷形態を判定することが可能である。尿漏に関しては，排泄相を撮影することにより検出可能であるが，排泄相の描出まで待つことができる循環動態か否かを判断することが重要である。造影CTを施行後にKUBを撮影することで，代用することも可能である。

重症腎外傷（JAST分類Ⅲ型以上）では，治療介入の要否を判断するのにCTが有用である（後向きの研究であるが，腎周囲血腫の厚みが35 mm以上であること，造影剤の血管外漏出像が見られること，中央部分に裂傷があることが出血に対する治療介入が必要となる因子であるとする報告[18]，血管外漏出像がなく腎周囲の血腫が25 mm未満である場合はTAEの適応とならないとする報告[19]，血管外漏出像があればTAEの適応であるとする報告[16]がある）。また下大静脈から右腎静脈内への造影剤の逆流は，腎動脈損傷を示唆する所見である[20]。尿管損傷の検出のためには，造影の実質相だけでなく排泄相での撮影が必要である[3]。

小児においては，軽微な外力でも重度の腎外傷を引き起こす可能性もあり，臨床的に疑わしければ超音波検査ではなく，CTを施行すべきである[21,22]。JAST分類のPVで血管外漏出像が存在してれば治療介入が必要となり，治療が遅れることにより合併症の増加や腎喪失の確率を増やすことになる[23]。一方で，小児では肉眼的血尿の有無により腎外傷に対する治療介入を推測することができ，CT被曝を回避することも可能との報告もある（腎外傷に対する肉眼的血尿の感度59％，特異度14％，陽性的中率84％，陰性的中率62％であり，治療介入における肉眼的血尿の感度100％，特異度61％，陽性的中率18％，陰性的中率93％であった[24]）。

参考文献

1) 日本外傷学会外傷初期診療ガイドライン改訂第4版編集委員会 編，日本外傷学会，日本救急医学会 監修．外傷初期診療ガイドライン JATEC．改訂第4版．へるす出版，東京 2012．（ガイドライン）

2) 安田光宏, 溝端康光. JATECが推奨する外傷初期診療―腹部外傷で認められる異常とその対応. 救急医. 2011; 35: 255-61.（Ⅵ）
3) Morey AF, McAninch JW, Tiller BK, et al. Single shot intraoperative excretory urography for the immediate evaluation of renal trauma. J Urol. 1999; 161: 1088-92.（Ⅳb）
4) Stevenson J, Battistella FD. The 'one-shot' intravenous pyelogram: is it indicated in unstable trauma patients before celiotomy? J Trauma. 1994; 36: 828-33; discussion 833-4.（Ⅳb）
5) 若林雅人, 中島康雄, 野坂俊介, 他. 腹部外傷の画像診断 腎外傷. 画像診断. 1997; 17: 385-91.（Ⅵ）
6) Jalli R, Kamalzadeh N, Lotfi M, et al. Accuracy of sonography in detection of renal injuries caused by blunt abdominal trauma: a prospective study. Ulus Travma Acil Cerrahi Derg. 2009; 15: 23-7.（Ⅳa）
7) Mayor B, Gudinchet F, Wicky S, et al. Imaging evaluation of blunt renal trauma in children: diagnostic accuracy of intravenous pyelography and ultrasonography. Pediatr Radiol. 1995; 25: 214-8.（Ⅳb）
8) McGahan JP, Richards JR, Jones CD, et al. Use of ultrasonography in the patient with acute renal trauma. J Ultrasound Med. 1999; 18: 207-13; quiz 15-6.（Ⅳb）
9) Eeg KR, Khoury AE, Halachmi S, et al. Single center experience with application of the ALARA concept to serial imaging studies after blunt renal trauma in children--is ultrasound enough? J Urol. 2009; 181: 1834-40; discussion 40.（Ⅳb）
10) Sclafani SJ, Becker JA. Radiologic diagnosis of renal trauma. Urol Radiol. 1985; 7: 192-200.（Ⅵ）
11) 篠田正幸, 浅野晴好. 救急領域における腹部CT診断マニュアル 腹部外傷のCT診断 腎損傷. 救急医. 1996; 20: 344-8.（Ⅵ）
12) 高岡 諒, 吉岡敏治. 救急領域のCT画像7 腎外傷. 外科治療. 2003; 89: 87-101.（Ⅵ）
13) 島 英樹, 滝沢謙治, 高橋愛樹. 読影トレーニングのための超音波・CT診断アトラス CT編 後腹膜 腎外傷. 救急医. 1997; 21: 1272-8.（Ⅵ）
14) 織田 順. 外傷診療の基本を学ぶ；「JATEC」と「日本外傷学会臓器損傷分類」外傷初期診療ガイドラインJATECと消化器外科 腹部外傷とCT検査. 消外. 2009; 32: 435-9.（Ⅵ）
15) 尾中敦彦, 岡 博保, 佐野 秀, 他. multidetector-row CTにより鈍的腎血管損傷が描出された4例. 日救急医会誌. 2010; 21: 177-84.（Ⅴ）
16) Kitase M, Mizutani M, Tomita H, et al. Blunt renal trauma: comparison of contrast-enhanced CT and angiographic findings and the usefulness of transcatheter arterial embolization. Vasa. 2007; 36: 108-13.（Ⅴ）
17) Alonso RC, Nacenta SB, Martinez PD, et al. Kidney in danger: CT findings of blunt and penetrating renal trauma. Radiographics. 2009; 29: 2033-53.（Ⅵ）
18) Dugi DD 3rd, Morey AF, Gupta A, et al. American Association for the Surgery of Trauma grade 4 renal injury substratification into grades 4a (low risk) and 4b (high risk). J Urol.

2010; 183: 592-7.（Ⅳb）

19) Charbit J, Manzanera J, Millet I, et al. What are the specific computed tomography scan criteria that can predict or exclude the need for renal angioembolization after high-grade renal trauma in a conservative management strategy? J Trauma. 2011; 70: 1219-27; discussion 1227-8.（Ⅳb）

20) Balkan E, Kilic N, Dogruyol H. Indirect computed tomography sign of renal artery injury: retrograde filling of the renal vein. Int J Urol. 2005; 12: 311-2.（Ⅴ）

21) Rathaus V, Pomeranz A, Shapiro-Feinberg M, et al. Isolated severe renal injuries after minimal blunt trauma to the upper abdomen and flank: CT findings. Emerg Radiol. 2004; 10: 190-2.（Ⅴ）

22) He B, Lin T, Wei G, et al. Management of blunt renal trauma: an experience in 84 children. Int Urol Nephrol. 2011; 43: 937-42.（Ⅳb）

23) Bartley JM, Santucci RA. Computed tomography findings in patients with pediatric blunt renal trauma in whom expectant（nonoperative）management failed. Urology. 2012; 80: 1338-43.（Ⅳb）

24) Raz O, Haifler M, Copel L, et al. Use of adult criteria for slice imaging may limit unnecessary radiation exposure in children presenting with hematuria and blunt abdominal trauma. Urology. 2011; 77: 187-90.（Ⅳb）

CQ 10

腎外傷に対する保存的治療の適応と方法は？

推奨グレード B

JAST分類Ⅰ型は保存的治療の適応である。Ⅱ型も大部分の症例で，積極的に勧められる。Ⅲ型で保存的治療を行うためには，血行動態が安定していることと，尿漏が持続進行してないことが必要条件である。生命を脅かす合併損傷を見落とさないよう注意する。Ⅲ型では病変悪化を確認する目的で，受傷48時間以内のrepeat CTが有用で，その後については臨床所見の悪化があればrepeat CT施行を躊躇すべきではない。

解説

本項では「保存的治療」を開腹手術のみならず，IVR，尿漏ドレナージ（尿管ステント留置および経皮的ドレナージ）も要しなかった治療と定義する。

18歳以上の鈍的腎外傷221例の治療成績をAragonaら[1]は報告した。AAST分類gradeⅠおよびⅡ（JAST分類Ⅰ型およびⅡ型）の176症例は，床上安静とヘマトクリットモニターのみで保存的に治療が可能であった。一方，高度腎外傷では血行動態的に安定していることが治療のベンチマークであると述べている。小児例を対象とした海外文献[2-4]でもgradeⅠおよびⅡは外科的治療を回避できており，血行動態が安定していればすべての損傷度で保存的治療を第一選択にできるといった報告[2]もある。McGuireら[5]は高度鈍的腎外傷について，即時治療介入が必要な危険因子はAAST分類gradeⅤ（JAST分類Ⅲ型およびPV），および，血小板輸血が必要なことを多変量解析により結論づけた。わが国では，まれにJAST分類Ⅱ型で保存的治療が不可能であった症例が散見[6-8]されるものの，JAST分類Ⅰ型およびⅡ型は基本的には保存的治療の適応といった意見[9-13]が大勢である。

ベッド上安静は肉眼的血尿が消失するまで必要という方針[1-3,14-17]が一般的と思

われる。その期間はⅠおよびⅡ型では4日間[14,18]程度，Ⅲ型では7日間以上[14,18-20]が標準的である。一方，抗菌剤投与に関しては適切な文献が少なく，今後の研究に期待したいが，現時点では以下の方針が適当と考えられる。実質臓器内は本来無菌的であることが多く[21]必ずしも抗菌剤投与が必要とは限らない[9,14]。尿漏による感染が懸念される場合はセフェム系，ニューキノロン系やβ-ラクタマーゼ阻害剤配合ペニシリン系を用いる[21]。期間については，ⅠおよびⅡ型では1週間以内[14]，Ⅲ型では炎症反応の有無を参考に1週間以上[20]とする意見がある。

　保存的治療を行う上で注意して観察すべき点は，大量出血または尿漏の遷延が疑われる兆候，および生命を脅かす合併損傷を見落とさないことである。中島ら[18]は，無輸血・無処置で経過観察し得た46症例中39例（85％）が，受傷後2日目までに血清Hb値がnadirとなっており，このようなHb値の推移は保存的治療で経過をみる場合の参考になる可能性を示唆している。CTでGerota筋膜を超えるほどの大きな血腫を認めた場合や，膀胱タンポナーデをきたすような尿路への出血を認めた場合は緊急IVRが必要といった意見[6]もある。持続する発熱や尿路閉塞に伴う側腹部痛を認めれば，尿漏の遷延[19,22-25]を疑い精査をすすめるべきである。合併損傷に関して，新垣ら[7]は559症例中295例（53％）に存在し，頭部，胸部，腹部をはじめ，骨盤骨折など重症例も多く，腎外傷が直接死因になった症例はなかったと報告している。さらに保存的治療が可能な深在性穿通性腎外傷であっても，腹腔内他臓器損傷を合併していると初期に開腹手術が必要になるといった報告[26]がある。受傷腎がもともと囊胞・水腎症・悪性腫瘍などを有する疾病腎損傷[9,27-29]の場合，その経過に注意すべきである。外傷が軽微な割に血尿が強度であったり，CTの異常が顕著な場合はこの病態を疑う必要がある。

　Ⅰ型・Ⅱ型では，回復傾向を確認する目的で受傷4日目ごろにrepeat CTを行うことは有用である。中島[30]はⅠ・Ⅱ型腎外傷の安静期間を4日と述べている。判断材料として造影CTを行うと，治癒傾向にある損傷腎では，腎周囲の血種が吸収され縮小するのが観察できる。Ⅲ型であれば，病変悪化を確認するため遅くとも48時間以内のrepeat CTは必要[31]である。その後については，重度腎外傷症例の場合，臨床症状がなくても合併症としての仮性動脈瘤発見のため受傷数日後にrepeat CTを行うべきという意見[32]があるが，定期検査に否定的な報告[15,17,31,33]も散見される。以上の状況から現時点では，少なくとも臨床症状や血液検査データの異常を認めれば，repeat CTを躊躇なく施行すべきと思われる。

表1 損傷型ごとに治療方針を検討した主な報告

報告者	外傷の種類	年齢	症例内容	総症例数	I	II	III	IV	V
Aragona[1]*	BT	18歳以上	保存的治療	187	176		11	0	0
			全症例	221	176		21	18	6
He[2]*	BT	7.22(1〜16.3)	保存的治療	73		66		7	0
			全症例	84	23	30	13	10	8
Fitzgerald[6]*	BT	小児例	非手術治療	38	13	8	11	5	1
			全症例	39	13	8	11	6	1
Ceylan[7]*	BT	7.4(1〜14)	保存的治療	199	170	14	8	3	0
			全症例	205	170	14	9	7	5
新垣[8]**	BT+ST	不明	保存的治療	不明	すべて保存	18	19		
			全症例	不明	不明	19	69		
小林[9]**	BT+ST	49.8(10〜93)	保存的治療	16	4	13	4		
			全症例	20	4	13	8		
篠島[10]**	BT	29(4〜77)	非手術治療	78	10	45	23		
			全症例	99	10	46	43		
松浦[5]*	BT	20(2〜88)	保存的治療	63	50	4	7	2	0
			全症例	106	50	6	13	27	10

*AAST分類，**JAST分類2008
鈍的腎外傷：BT，穿通性腎外傷：ST

参考文献

1) Aragona F, Pepe P, Patane D, et al. Management of severe blunt renal trauma in adult patients: a 10-year retrospective review from an emergency hospital. BJU Int. 2012; 110: 744-8.（IVb）
2) He B, Lin T, Wei G, et al. Management of blunt renal trauma: an experience in 84 children. Int Urol Nephrol. 2011; 43: 937-42.（IVb）
3) Fitzgerald CL, Tran P, Burnell J, et al. Instituting a conservative management protocol for pediatric blunt renal trauma: evaluation of a prospectively maintained patient registry. J Urol. 2011; 185: 1058-64.（IVa）
4) Ceylan H, Gunsar C, Etensel B, et al. Blunt renal injuries in Turkish children: a review of 205 cases. Pediatr Surg Int. 2003; 19: 710-4.（IVb）
5) McGuire J, Bultitude MF, Davis P, et al. Predictors of outcome for blunt high grade renal injury treated with conservative intent. J Urol. 2011; 185: 187-91.（IVb）
6) 松浦健，能勢和宏，田原秀男，他．鈍的腎損傷の治療成績と手術適応に関する考察．日泌会誌．2002; 93: 511-8.（IVb）
7) 新垣義孝，宮内孝治，松浦謙二，他．腎外傷559例の治療方針の検討 II型III型を中心に．日外傷会誌．2008; 22: 81-8.（IVb）
8) 篠島利明，中島洋介，北野光秀，他．日本外傷学会腎損傷分類に基づいた鈍的腎外傷症例115例の検討．日泌会誌．2004; 95: 783-91.（IVb）

9) Nishizawa S, Mori T, Shintani Y, et al. Applicability of blunt renal trauma classification of Japanese Association for the Surgery of Trauma (JAST). Int J Urol. 2009; 16: 862-7.（Ⅳb）
10) 小林博仁, 藤田和彦, 今泉健太郎, 他. 当院による腎外傷の検討. 泌紀. 2007; 53: 767-70.（Ⅳb）
11) 田中一志, 藤澤正人. 泌尿器科救急 腎損傷. 臨泌. 2007; 61: 1043-7.（Ⅵ）
12) 馬場克幸, 矢島通孝, 山川克典, 他. 腎外傷の臨床的統計. 泌紀. 2001; 47: 159-62.（Ⅳb）
13) 大山　力, 中川晴夫, 田口勝行, 他. 腎外傷の保存的治療に関する検討. 泌外. 1997; 10: 767-70.（Ⅳb）
14) Thompson-Fawcett M, Kolbe A. Paediatric renal trauma: caution with conservative management of major injuries. Aust N Z J Surg. 1996; 66: 435-40.（Ⅳb）
15) Shirazi M, Sefidbakht S, Jahanabadi Z, et al. Is early reimaging CT scan necessary in patients with grades Ⅲ and Ⅳ renal trauma under conservative treatment? J Trauma. 2010; 68: 9-12.（Ⅳb）
16) Broghammer JA, Langenburg SE, Smith SJ, et al. Pediatric blunt renal trauma: its conservative management and patterns of associated injuries. Urology. 2006; 67: 823-7.（Ⅳb）
17) Broghammer JA, Fisher MB, Santucci RA. Conservative management of renal trauma: a review. Urology. 2007; 70: 623-9.（Ⅵ）
18) 中島洋介, 北野光秀, 吉井　宏. 泌尿器科救急疾患の診断・治療 鈍的腎外傷の評価と治療方針について. 泌外. 2008; 21: 147-54.（Ⅵ）
19) Rogers CG, Knight V, MacUra KJ, et al. High-grade renal injuries in children--is conservative management possible? Urology. 2004; 64: 574-9.（Ⅳb）
20) 小角卓也, 米倉竹夫, 野瀬恵介, 他. 保存的治療を行った深在性損傷（Ⅲ型）の脾臓, 腎臓損傷の小児例. 日小外会誌. 2012; 48: 870-6.（Ⅴ）
21) 荒木　恒. 外傷（頭部・胸腹部・四肢・骨盤）と感染 腹部外傷と感染—実質臓器. 日外感染症会誌. 2011; 8: 337-41.（Ⅵ）
22) Alsikafi NF, McAninch JW, Elliott SP, et al. Nonoperative management outcomes of isolated urinary extravasation following renal lacerations due to external trauma. J Urol. 2006; 176: 2494-7.（Ⅳb）
23) Gill B, Palmer LS, Reda E, et al. Optimal renal preservation with timely percutaneous intervention: a changing concept in the management of blunt renal trauma in children in the 1990s. Br J Urol. 1994; 74: 370-4.（Ⅳb）
24) Eassa W, El-Ghar MA, Jednak R, et al. Nonoperative management of grade 5 renal injury in children: does it have a place? Eur Urol. 2010; 57: 154-61.（Ⅴ）
25) 田村芳美, 小屋智子, 西井昌弘, 他. 尿溢流に対し経皮的ドレナージで治療することができたⅢ型鈍的腎外傷の1例. 泌紀. 2010; 56: 439-42.（Ⅴ）
26) Thall EH, Stone NN, Cheng DL, et al. Conservative management of penetrating and blunt Type Ⅲ renal injuries. Br J Urol. 1996; 77: 512-7.（Ⅳb）
27) Santucci RA, Fisher MB. The literature increasingly supports expectant (conservative)

management of renal trauma–a systematic review. J Trauma. 2005; 59: 493-503.(Ⅳb)
28) El-Atat R, Derouiche A, Slama MR, et al. Kidney trauma with underlying renal pathology: is conservative management sufficient? Saudi J Kidney Dis Transpl. 2011; 22: 1175-80.(Ⅳb)
29) Vieira Abib Sde C, Leite MT, Ribeiro RC, et al. Renal tumor and trauma: a pitfall for conservative (correction of conversative) management. Int Braz J Urol. 2011; 37: 514-8.(Ⅳb)
30) 中島洋介. 腎外傷の病態と治療. 医事新報. 2009 ; 4441: 60-4.(Ⅵ)
31) Davis P, Bultitude MF, Koukounaras J, et al. Assessing the usefulness of delayed imaging in routine followup for renal trauma. J Urol. 2010; 184: 973-7.(Ⅳa)
32) Halachmi S, Chait P, Hodapp J, et al. Renal pseudoaneurysm after blunt renal trauma in a pediatric patient: management by angiographic embolization. Urology. 2003; 61: 224.(Ⅴ)
33) 岡本英明. 腎損傷に対するX線CTの有用性. 聖マリアンナ医大誌. 1998; 26: 691-703.(Ⅳb)

CQ 11

腎外傷に伴う尿漏はドレナージが必要か？

推奨グレード B

他臓器損傷や血管損傷がなく，循環動態が安定していれば，初期の段階では自然消退を期待する。発熱や腹痛などの臨床症状が遷延すれば，CT所見も参考に尿漏ドレナージを施行すべきである。尿管ステント留置あるいは経皮的ドレナージの選択は，症例ごとに十分検討して行う。

解説

　尿漏は深在性腎外傷にしばしば発症する合併症であるが，60〜91％で自然軽快するといった報告[1-3]がある。しかしながら，放置すると膿瘍化したり，尿管あるは腎周囲の線維化を誘発し，腎盂尿管閉塞あるいは遅発性高血圧のリスクを増大させるので，適切なタイミングで治療を行うことが必要とGillら[4]は述べている。ドレナージ施行の状況やタイミングについては，発熱や腹痛が遷延し，CTで尿漏が原因と判断された受傷3日後から3週間以内という報告[2,4-7]が多い。

　受傷当初に尿漏自然消退の可能性を予測するためには，関口ら[8]の提唱するIVPで尿管の描出が良好か否かを判定することも有用と思われる。Longら[9]は，性別，血行動態の不安定，平均血清ヘモグロビン値，造影CTにおける腎実質の血行動態不良域の占有度，38.5℃以上の発熱，凝血塊による尿路閉塞の有無の各因子について尿漏に対し尿管ステント留置が必要な危険因子を多変量解析で検討した。その結果，凝血塊による尿路閉塞の有無（オッズ比：20）と38.5℃以上の発熱（オッズ比：40）が有意な危険因子であったと報告している。

　外傷性尿漏が自然治癒しない場合，腎を温存することを目的に尿管ステント留置[2,3,7,9-13]，経皮的ドレナージ[1,5,6,12,14-17]，またはその同時併用[5,13,18]といった3通りの方法が主に施行されている。主な文献を表1に示す。

　腎外傷で尿漏が発生するには，①腎機能が維持され尿が産生されていること，

②集合管領域に裂傷があり尿が周囲組織に逃げられること，③尿管閉塞の要因があること，といった3要素が必要という報告[19]がある。特にPhilpottら[11]は，③の要素が過小評価されていると述べている。さらに尿管ステント留置による治療は，採尿バッグやカテーテルケアが不要で心理的負担が軽減でき，QOLを改善するといった理由からその優位性を主張している。尿管ステント留置単独治療について，Haasら[10]は5例を報告している。その内の3例はステント留置時に凝血塊による尿管閉塞を，別の1例は腎盂尿管移行部狭窄症を伴っていた。

表1　経皮的ドレナージまたは尿管ステント留置による尿漏治療方法を検討した主な報告

報告者	例数	年齢	腎損傷度	処置の理由	尿路通過障害	処置方法	転帰（追加治療）
Matthews[3]	4	5〜80	IV or V*	不明	1例でUPJ狭窄	US	軽快
Haas[10]	3 1 1	58・23・18 7 31	IV*	疼痛・血尿 溢流持続 不明	凝血塊による狭窄 不明 UPJ狭窄	US US US	軽快
Wilkinson[14]	2	6・8	IV*	疼痛	不明	PD	軽快
Russel[1]	2 3	4〜16	IV*	疼痛 不明	不明 不明	PD PD	軽快 US追加挿入
Philpott[11]	2	13・16	IV*	疼痛	不明	US	軽快
EL-Sherbiny[18]	2 1	15歳以下	IV* V*	urinoma増大	不明	PD+US	軽快
Rogers[7]	2	8〜13	IV*	溢流持続	不明	US	1例で開腹手術
Alsikafi[2]	3	不明	IV*	溢流悪化	不明	US	軽快
Cannon[12]	5 1 1	小児例	IV*	疼痛・発熱 不明 疼痛	不明	US PD PD	軽快
Long[9]	13 9 4 1	16.0〜42.1	IV*	溢流持続 敗血症疑い 凝血塊閉塞 単独腎の腎不全	不明 不明 凝血塊による狭窄 不明	US	2例で開腹腎縫縮
Manikandam[15]	1 1	12 12	IV*	発熱・頻脈 発熱	不明 不明	PD+US PD	軽快 US追加挿入
Eassa[5]	1 2	12 4・7	V*	urinoma増大 不明	不明 不明	PD+US PD	軽快 UPJ損傷が判明し修復
新垣[16]	23	不明	III**	不明	なし	PD	軽快
中島[17]	2	不明	不明	疼痛・発熱	不明	PD	軽快
Nishizawa[13]	1	不明	III**	不明	不明	US	PD追加で軽快せず開腹
田村[6]	1	30	III**	疼痛・発熱	なし	PD	軽快

*AAST分類，**JAST分類2008
腎盂尿管移行部：UPJ．尿管ステント：US．経皮的ドレナージ：PD．

一方，経皮的ドレナージ単独治療について Morano ら[20] は，尿管周囲血腫による閉塞は一時的であり，持続的な尿管狭窄がなければ経皮的ドレナージが有効であると述べている．さらに，新垣ら[16] は23例の尿漏をすべて経皮的ドレナージで治療した．尿漏症例に対する尿管ステント留置の適応は，器質的な尿路狭窄を伴っているか，凝血塊による尿管閉塞を認める場合であり，23例中そのような症例は認めなかったと述べている．経皮的ドレナージは，成人であれば超音波ガイド下に局所麻酔で施行でき，その簡便性も主張している．中島ら[17] は経皮的ドレナージの適応条件として，著しい腎盂損傷のないこと，進行性の貧血がないこと，十分な穿刺スペースが確保できることを提唱している．

　尿漏治療について論じたいずれの文献も症例数が少なく，長期予後を言及するには観察期間が充分とは言い難い．さらに無作為化比較対照試験が行われていない現状を鑑みれば，尿管ステント留置と経皮的ドレナージでどちらの方法が初期対応として優先されるべきかの統一した見解は見当たらない．現段階では，尿管ステント留置・経皮的ドレナージの特性を理解し，症例毎に患者の全身状態を考慮して，経尿道的操作と経皮的操作のいずれが適切かを判断して選択することが重要と思われる．

参考文献

1) Russell RS, Gomelsky A, McMahon DR, et al. Management of grade Ⅳ renal injury in children. J Urol. 2001; 166: 1049-50.（Ⅳb）
2) Alsikafi NF, McAninch JW, Elliott SP, et al. Nonoperative management outcomes of isolated urinary extravasation following renal lacerations due to external trauma. J Urol. 2006; 176: 2494-7.（Ⅳb）
3) Matthews LA, Smith EM, Spirnak JP. Nonoperative treatment of major blunt renal lacerations with urinary extravasation. J Urol. 1997; 157: 2056-8.（Ⅳb）
4) Gill B, Palmer LS, Reda E, et al. Optimal renal preservation with timely percutaneous intervention: a changing concept in the management of blunt renal trauma in children in the 1990s. Br J Urol. 1994; 74: 370-4.（Ⅳb）
5) Eassa W, El-Ghar MA, Jednak R, et al. Nonoperative management of grade 5 renal injury in children: does it have a place? Eur Urol. 2010; 57: 154-61.（Ⅴ）
6) 田村芳美, 小屋智子, 西井昌弘, 他. 尿溢流に対し経皮的ドレナージで治療することができたⅢ型鈍的腎外傷の1例. 泌紀. 2010; 56: 439-42.（Ⅴ）
7) Rogers CG, Knight V, MacUra KJ, et al. High-grade renal injuries in children--is conservative management possible? Urology. 2004; 64: 574-9.（Ⅴ）
8) 関口由紀, 宮井啓国, 野口和美, 他. 開放手術を施行せず治癒し得た尿溢流を伴う腎断裂の2例. 泌紀. 1998; 44: 875-8.（Ⅴ）

9) Long JA, Fiard G, Descotes JL, et al. High-grade renal injury: non-operative management of urinary extravasation and prediction of long-term outcomes. BJU Int. 2013; 111: E249-55.（Ⅳa）
10) Haas CA, Reigle MD, Selzman AA, et al. Use of ureteral stents in the management of major renal trauma with urinary extravasation: is there a role? J Endouro. 1998; 12: 545-9.（Ⅴ）
11) Philpott JM, Nance ML, Carr MC, et al. Ureteral stenting in the management of uriNOMa after severe blunt renal trauma in children. J Pediatr Surg. 2003; 38: 1096-8.（Ⅴ）
12) Cannon GM Jr, Polsky EG, Smaldone MC, et al. Computerized tomography findings in pediatric renal trauma–indications for early intervention? J Urol. 2008; 179: 1529-33.（Ⅳb）
13) Nishizawa S, Mori T, Shintani Y, et al. Applicability of blunt renal trauma classification of Japanese Association for the Surgery of Trauma (JAST). Int J Urol. 2009; 16: 862-7.（Ⅳb）
14) Wilkinson AG, Haddock G, Carachi R. Separation of renal fragments by a uriNOMa after renal trauma: percutaneous drainage accelerates healing. Pediatr Radiol. 1999; 29: 503-5.（Ⅴ）
15) Manikandan R, Dorairajan LN, Kumar S. Successful timely minimally invasive management of grade 4 renal injury in children: a report of two cases. Int Urol Nephrol. 2010; 42: 553-6.（Ⅴ）
16) 新垣義孝, 宮内孝治, 松浦謙二, 他. 腎外傷559例の治療方針の検討　Ⅱ型Ⅲ型を中心に. 日外傷会誌. 2008; 22: 81-8.（Ⅳb）
17) 中島洋介, 北野光秀, 吉井　宏. 泌尿器科救急疾患の診断・治療 鈍的腎外傷の評価と治療方針について. 泌外. 2008; 21: 147-54.（Ⅵ）
18) El-Sherbiny MT, Aboul-Ghar ME, Hafez AT, et al. Late renal functional and morphological evaluation after non-operative treatment of high-grade renal injuries in children. BJU Int. 2004; 93: 1053-6.（Ⅳb）
19) Portela LA, Patel SK, Callahan DH. Pararenal pseudocyst (uriNOMa) as complication of percutaneous nephrostomy. Urology. 1979; 13: 570-1.（Ⅴ）
20) Morano JU, Burkhalter JL. Percutaneous catheter drainage of post-traumatic uriNOMa. J Urol. 1985; 134: 319-21.（Ⅴ）

CQ 12

腎外傷に対するTAEの適応は？

推奨グレード B

生命を脅かすような循環動態を初期輸液で安定化できることが大前提である。造影CTで造影剤の血管外漏出像（contrast extravasation）が認められたり，血腫が広がっている場合はTAEの適応である。仮性動脈瘤は，受傷後どの時期においても生じることがあり，破裂の危険性があるためTAEの適応である。ただし，腎茎部血管損傷では基本的にTAEの適応にはならない。

解説

　エビデンスレベルの高い報告はなく，症例報告もしくは後向きな報告がほとんどである。わが国では，外傷初期診療ガイドラインJATEC[1]に沿って診療が行われることが基本であり，循環動態が安定化した症例では，画像検査（主にCT検査）が施行される。CTで他臓器損傷が見られた場合は，腎損傷と他臓器の損傷の程度に応じて治療方針は左右される。

　Dugiら[2]は，AAST分類Grade Ⅲ，Ⅳの腎損傷102症例における造影CTの所見で，造影剤の血管外漏出像，腎周囲腔の血腫の厚みが3.5cm以上，複雑性（中枢側と末梢側の両者を含む）の裂傷のうち，2項目以上を満たす場合は，それ以下の場合に比して高率（67％ vs. 7％）にTAEが必要になると述べている。Linらの報告[3]では血管外漏出・腎周囲腔の血腫の厚みだけでなく，血腫の広がりがTAEの必要性の予測因子であるとしている。血腫の広がりに関しては，骨盤腔まで広がるものや，左腎損傷なら腹部大動脈の右側まで広がるもの，右腎損傷なら下大静脈の左側まで広がるものとしている。血管外漏出像を伴い血腫が広がっているものに関してはTAEの高率な予測因子である。

　Charbitら[4]による，AAST分類Grade Ⅲ以上の腎損傷52例の検討では，血管外漏出像・腎周囲腔の血腫の厚み・裂傷の部位・Gerota筋膜の破綻といったCT

所見でTAEの必要性に関して相関関係を見出すことはできなかったものの，血管外漏出がなく，腎周囲腔の血腫の厚みが2.5cm未満の症例ではTAEを必要としなかったと報告している。Gerota筋膜の破綻に関して，Fuら[5]は，TAEを行った14症例のうち79％において認められたが，TAEを行わなかった症例では2％に過ぎないと報告しており，有用な所見の1つとしている。また彼らは，CTで血管外漏出像が認められた症例は，全例血管造影でも血管外漏出を認めており，有用な所見であるとしている。

わが国では主にJAST分類を元に重症度分類がされており，Ⅱ型であっても，対側傍腎腔に広がる血腫や血腫が増大傾向にある症例では血管造影を行い，TAEを検討したほうが良いと報告[6]されており，Ⅲ型においてもまずTAEを行い，それでも出血のコントロールが付かない症例や尿漏の悪化が見られる場合は手術を検討すると報告[7]されている。

仮性動脈瘤は，遅発性にも生じることがあり，破裂する危険性が考えられるので治療の適応であり，TAEでの良好な成績が報告されている[8-11]。

腎動脈損傷のうち，断裂や裂傷では出血のコントロールが困難でありTAEの適応とならないが，腎動脈解離が生じた場合は，狭窄や閉塞に伴い血栓形成され閉塞をきたす[12]。その場合，腎動脈を早期に再灌流させることが必要であり，3～4時間以内が良いとされている[13,14]。血管形成に関してはTAEとは異なるが，血管内治療として腎動脈ステント留置の有用性が報告されている[12,15,16,17]。

参考文献

1) 日本外傷学会外傷初期診療ガイドライン改訂第4版編集委員会 編, 日本外傷学会, 日本救急医学会 監修. 外傷初期診療ガイドラインJATEC. 改訂第4版. へるす出版, 東京 2012.（ガイドライン）
2) Dugi DD 3rd, Morey AF, Gupta A, et al. American Association for the Surgery of Trauma grade 4 renal injury substratification into grades 4a（low risk）and 4b（high risk）. J Urol. 2010; 183: 592-7.（Ⅳb）
3) Lin WC, Lin CH, Chen JH, et al. Computed tomographic imaging in determining the need of embolization for high-grade blunt renal injury. J Trauma Acute Care Surg. 2013; 74: 230-5.（Ⅳb）
4) Charbit J, Manzanera J, Millet I, et al. What are the specific computed tomography scan criteria that can predict or exclude the need for renal angioembolization after high-grade renal trauma in a conservative management strategy? J Trauma.2011; 70: 1219-27.（Ⅳb）
5) Fu CY, Wu SC, Chen RJ, et al. Evaluation of need for angioembolization in blunt renal injury: discontinuity of Gerota's fascia has an increased probability of requiring

angioembolization. Am J Surg. 2010; 199: 154-9.（Ⅳb）
6) 馬場克幸，矢島通孝，山川克典，他．腎外傷の臨床的統計，泌紀．2001; 7: 159-62.（Ⅳb）
7) 小林博仁，藤田和彦，今泉健太郎，他．当院における腎外傷の検討．泌紀．2007; 53: 767-70.（Ⅳb）
8) Lee RS, Porter JR. Traumatic renal artery pseudoaneurysm: diagnosis and management techniques. J Trauma. 2003; 55: 972-8.（Ⅴ）
9) Yamaçake KG, Lucon M, Lucon AM, et al. Renal artery pseudoaneurysm after blunt renal trauma:report on three cases and review of the literature, Sao Paulo Med J. 2013; 131: 356-62.（Ⅴ）
10) Mizobata Y, Yokota J, Fujimura I, et al. Successful evaluation of pseudoaneurysm formation after blunt renal injury with dual-phase contrast-enhanced helical CT. AJR Am J Roentgenol. 2001; 177: 136-8.（Ⅴ）
11) Dinkel HP, Danuser H, Triller J. Blunt renal trauma: minimally invasive management with microcatheter embolization experience in nine patients. Radiology. 2002; 223: 723-30.（Ⅳb）
12) Haas C, Dinchman K, Nasrallah F, et al. Traumatic renal artery occlusion: a 15 year review. J Trauma. 1998; 45: 557-61.（Ⅴ）
13) Cass AS. Renovascular injuries from external trauma. Diagnosis, treatment, and outcome. Urol Clin North Am. 1989; 16: 213-20..（Ⅴ）
14) Abu-Gazala M, Shussman N, Abu-Gazala S, et al. Endovascular management of blunt renal artery trauma. Isr Med Assoc J. 2013; 15: 210–5.（Ⅴ）
15) Dobrilovic N, Bennett S, Smith C, et al. Traumatic renal artery dissection identified with dynamic helical computed tomography. J Vasc　Surg. 2001; 34: 562-4.（Ⅴ）
16) Inoue S, Koizumi J, Iino M. Self-expanding metallic stent placement for renal artery dissection due to blunt trauma. J Urol. 2004; 171: 347-8（Ⅴ）
17) Memon S, Cheung BY. Long-term results of blunt traumatic renal artery dissection treated by endovascular stenting. Cardiovasc Intervent Radiol. 2005; 28: 668-9.（Ⅴ）

CQ 13

腎外傷に対する TAE の方法は？

推奨グレード B

損傷動脈に対して塞栓術を行うことで，非損傷部分にも少なからず血流障害をきたすため，必要最小範囲となるように選択的に塞栓を行うべきである。したがって，末梢までマイクロカテーテルを進めて損傷血管だけを塞栓する。塞栓物質として，主に金属コイルやゼラチンスポンジ細片が用いられる。凝固障害が存在する場合は NBCA の使用も検討する。

解説

腎動脈の分枝は終動脈であるという特徴から，損傷部位の上流側を塞栓することで出血をコントロールできる。非損傷腎組織への血流障害を避けるために，塞栓は損傷部もしくはそのすぐ上流で行うべきであり，マイクロカテーテルで損傷部位を同定して塞栓を行うべきである[1-4]。

塞栓物質の種類に関して，前向きに比較検討された研究はない。症例報告や後向きの研究であり，わが国で使用できる塞栓物質としては，金属コイル[3]やゼラチンスポンジ細片での有効性が報告[4]されている。ゼラチンスポンジ細片で止血困難な場合は，金属コイルが用いられるという報告[5,6]もあるが，葉間動脈レベルでは，ゼラチンスポンジ細片での止血は困難であり，金属コイルでの塞栓が必要である[7]と考えられる。

いずれの場合でも，塞栓物質の周囲に血栓化を生じて血流が遮断される。凝固障害が存在している場合は，十分な塞栓効果を得ることができない。その場合，塞栓物質としてはシアノアクリレート系薬剤（NBCA）を使用する方法がある。ただし現時点で保険適用ではないので，使用に関しては院内の倫理委員会等での承認を得ておくべきである。NBCA の使用にあたっては，日本 IVR 学会からガイドラインが出されている[8]。NBCA は，陰イオンと重合することにより血流遮

断を行うことができるため患者の凝固能に依存せず，塞栓までの時間が短いとされる[9]。NBCAはリピオドールと混合して用い，その混合の割合から重合までの時間をコントロールすることが可能である[10]。ただし，NBCAの使用にあたっては注意点も多いため，性状を理解し，その取扱いおよびTAE手技に熟練した者，またはその指導下による使用が推奨され，視認性を高めた上で，適切な画像誘導下に施行されるべきである[8,11]。

外傷後に遷延する動静脈瘻に対しては，瘻孔部分をステントで被覆した報告[12]や，腎機能廃絶目的では無水エタノールが用いられた報告[13]がある。

参考文献

1) Beaujeux R, Saussine C, al-Fakir A, et al. Superselective endo-vascular treatment of renal vascular lesions. J Urol. 1995; 153: 14-7.（V）
2) Fisher RG, Ben Menachem Y, Whigham C. Stab wounds of the renal artery branches: angiographic diagnosis and treatment by embolization. AJR Am J Roentgenol. 1989; 152: 1231-35.（V）
3) Dinkel HP, Danuser H, Triller J. Blunt renal trauma: minimally invasive management with microcatheter embolization experience in nine patients. Radiology. 2002; 223: 723-30.（V）
4) Jain V, Ganpule A, Vyas J, et al. Management of non-neoplastic renal hemorrhage by transarterial embolization. Urology, 2009; 74: 522-6.（Ⅳb）
5) 村田　智，田島廣之，市川和雄，他．救急のIVR 2. 外傷・出血におけるTAEの実際―塞栓物質の選択を中心に―. IVR. 2005; 20: 306-0.（Ⅵ）
6) Lin WC, Lin CH, Chen JH, et al. Computed tomographic imaging in determining the need of embolization for high-grade blunt renal injury. J Trauma Acute Care Surg. 2013; 74: 230-5.（Ⅳb）
7) 小林博仁，藤田和彦，今泉健太郎，他．当院における腎外傷の検討．泌紀. 2007; 53: 767-70.（Ⅳb）
8) 日本IVR学会編．血管塞栓術に用いるNBCAのガイドライン 2012．http://www.jsir.or.jp/about/guide_line/nbca/（ガイドライン）
9) Yonemitsu T, Kawai N, Sato M, et al. Evaluation of transcatheter arterial embolization with gelatin sponge particles, microcoils, and n-butyl cyanoacrylate for acute arterial bleeding in a coagulopathic condition. J Vasc Interv Radiol. 2009; 20: 1176-87.（Ⅳb）
10) Stoesslein F, Ditscherlein G, Romaniuk PA. Experimental studies on new liquid embolization mixtures (histoacryl-lipiodol, histoacryl-panthopaque). Cardiovasc Intervent Radiol. 1982; 5: 264-7.（Ⅳb）
11) Baltacioglu F, Cimsit NC, Bostanci K, et al. Transarterial microcatheter glue embolization of the bronchial artery for life-threatening hemoptysis: technical and clinical results. Eur J Radiol. 2010; 73: 380-4.（Ⅳb）

12) Sprouse LR 2nd, Hamilton IN Jr. The endovascular treatment of a renal arteriovenous fistula: Placement of a covered stent. J Vasc Surg. 2002; 36: 1066-68.（Ⅴ）
13) 石川雅基, 豊田尚之, 内藤　晃, 他. 動脈塞栓術による腎部分機能廃絶術により治療し得た腎外傷後のurinomaの1例. IVR. 2004; 19: 157-60.（Ⅴ）

CQ 14

腎外傷に対する開腹手術の適応は？

推奨グレード B

生命を脅かす循環動態不安定例では，損傷形態にかかわらず開腹止血術の適応である。AAST分類grade Ⅴ（JAST分類PV）の腎茎部血管引き抜き損傷は開腹適応である。

解説

　腎外傷320例における開腹因子を前向きに検討した研究では，来院時収縮期血圧は保存的治療群ならびにTAE群に比べ腎摘除群で98 mmHgと低く，心拍数は保存的治療群ならびにTAE群毎分100回未満であるのに対して毎分110回と，来院時の不安定な循環動態がうかがわれる[1]。同様に，重症鈍的腎外傷206例の検討では，緊急開腹を行った52例の収縮期血圧は105 mmHgと非手術療法NOM群121 mmHgに比べ有意に低く，心拍数はNOM群毎分89回に比べ毎分107回と高かった[2]。循環動態不安定例では腎外傷の損傷形態にかかわらず，手術適応である[3-5]。

　一方，輸液負荷に反応しない循環動態不安定例non-responderで，術前のFAST陽性所見のある場合は，損傷形態を明らかにする画像所見のないまま開腹される。しかし，主たる腹腔内出血が腎であることは少ない。米国のNTDBの腎外傷開腹1,183例の分析で，早期（24時間以内）開腹例の86％が腎以外の腹部他臓器損傷の外科的処置を要したと報告している[6]。

　鈍的腎外傷の多くは保存的に治療可能で，わが国の1,505例のDPCデータベースを用いた腎外傷の分析でも開腹手術は69例（4.6％）と少なかった[7]。米国の9,002例の腎外傷（穿通性外傷1,600例を含む）でも，開腹例は1,183例（13％）と少なかったが，重症型のAAST分類grade ⅣおよびⅤ（JAST分類Ⅲ型およびPV）の1,902例では，758例（40％）が開腹手術を受けていた[6]。さらに鈍的腎

外傷grade ⅣおよびⅤに限定した206例の報告では，grade Ⅳ（JAST分類Ⅲ型）で17%，grade Ⅴ（JAST分類Ⅲ型またはPV）で50%の患者が緊急開腹手術を受けており，腎外傷の損傷度単独で開腹手術の適応を決定することは難しい[2]。

腎外傷のなかでも重症型のAAST分類grade Ⅳは，損傷が腎盂まで達するタイプと，出血をともなう腎血管損傷のタイプとに分けられる。鈍的腎外傷grade Ⅳの集計では，90%以上がNOMとなっている[4]。穿通性外傷を57%，腎血管損傷を52%含む153例のgrade Ⅳの検討では，NOMを施行した50例のなかで腎摘除となった症例はなかった[8]。

最重症型の鈍的腎外傷grade Ⅴ 13例でも，循環動態が安定した6例では，粉砕型だが血流が維持されており，NOMが成功したと報告している[9]。また鈍的腎外傷の多施設研究では，grade Ⅴで半数にNOMを適応しており，90%以上が成功している[2]。Grade Ⅳ同様，grade Ⅴも実質損傷が主なshattered kidneyタイプと腎茎部血管引き抜き損傷タイプに分けられる。腎動脈に限定した報告では，腎動脈本幹部損傷はほとんど（31/34例）開腹手術を受けていた[10]。Grade Ⅴ腎血管引き抜き損傷は，開腹手術適応と考えられる[3,4]。

参考文献

1) Shoobridge JJ, Bultitude MF, Koukounaras J, et al. Predicting surgical exploration in renal trauma: assessment and modification of an established NOMogram. J Trauma Acute Care Surg. 2013; 75: 819-23.（Ⅳa）
2) van der Wilden GM, Velmahos GC, Joseph DK, et al. Successful nonoperative management of the most severe blunt renal injuries: a multicenter study of the research consortium of New England Centers for Trauma. JAMA Surg. 2013; 148: 924-31.（Ⅳb）
3) Summerton DJ, Djakovic N, Kitrey ND, et al. Guidelines on Urological Trauma. European Association of Urology. 2014; 8-31. http://uroweb.org/wp-content/uploads/24-Urological-Trauma_LR.pdf (accessed 2014-11-21)（ガイドライン）
4) Santucci RA, Fisher MB. The literature increasingly supports expectant (conservative) management of renal trauma–a systematic review. J Trauma. 2005; 59: 493-503.（Ⅳb）
5) Coburn M. Genitourinary trauma. In: Mattox KL, Moore EE, Feliciano DV, eds. Trauma. 7th ed. McGraw Hill, New York, 2013; 669-708.（Ⅵ）
6) McClung CD, Hotaling JM, Wang J, et al. Wessells H, Voelzke BB. Contemporary trends in the immediate surgical management of renal trauma using a national database. J Trauma Acute Care Surg. 2013; 75: 602-6.（Ⅳb）
7) Sugihara T, Yasunaga H, Horiguchi H, et al. Management trends, angioembolization performance and multiorgan injury indicators of renal trauma from Japanese administrative claims database. Int J Urol. 2012; 19: 559-63; author reply 564.（Ⅳb）

8) Buckley JC, McAninch JW. Selective management of isolated and nonisolated grade Ⅳ renal injuries. J Urol. 2006; 176: 2498-502.（Ⅳb）
9) Altman AL, Haas C, Dinchman KH, et al. Selective nonoperative management of blunt grade 5 renal injury. J Urol. 2000; 164: 27-31.（Ⅳb）
10) Elliott SP, Olweny EO, McAninch JW. Renal arterial injuries: a single center analysis of management strategies and outcomes. J Urol. 2007; 178: 2451-5.（Ⅳb）

CQ 15 腎外傷に対する開腹手術の術式は？

推奨グレード C1

予備的腎血管の確保／遮断の有用性は不明である。また開腹手術の中でも，高度な実質損傷や腎茎部血管引き抜き損傷は腎摘除の適応となる。腎実質の止血には吸収糸を用いた縫合を行う。壊死組織に対してはデブリドマンを行い，縫合あるいは部分切除を行う。また腎盂はwatertightに縫合する。両側腎動脈閉塞や単腎症の際には血行再建を試みるべきである。

解説

予備的腎血管確保／遮断について

開腹手術では，腎Gerota筋膜を開放する前に，経腹膜的に腎茎部の血管を露出しコントロールする方法と，先にGerota筋膜を切開し，腎臓を後腹膜から引き出した後，腎門部血管を指先で制御し，次いで血管クランプをかける方法とがある。1982年の後向き研究で，Gerota筋膜開放前の予備的腎血管確保／遮断が腎摘除を56％（1964〜1973, 19/34）から18％（1977〜1981, 7/39）へ減少させたと報告された[1]。

しかし，1991年Atalaらは，筋膜開放前の予備的腎血管確保／遮断の32例と開放後の43例の比較より，筋膜開放後の血管遮断で腎摘除を増やさずに手術時間が短かったと報告している[2]。

1999年Gonzales RPらは，予備的血管コントロール群29例（Gerota筋膜開放前の腎茎部血管コントロール群）と，非血管コントロール群27例の前向きランダム化比較を行った。予備的血管コントロールは，腎温存率，輸血量，出血量に影響を与えず，手術時間（127分 vs. 113分）を増す可能性があると結論した[3]。

最近，腹部外傷に起因する外傷性ショック症例に対するIntra-Aortic Balloon Occlusionの有用性が報告されている[4]。大動脈本幹から一時的出血制御するこ

とは可能であり，Gerota筋膜開放を安全に施行できる可能性があるが，未だにまとまった報告はない。

腎摘除の適応

腎外傷の術式として，わが国の集計では手術例69例のうち2/3が腎摘除であった[5]。重症腎外傷のために来院24時間以内に手術となった外傷データベース1,183例の検討では，腎摘除は全体では64％であり，穿通性外傷54％，鈍的外傷83％であり，高頻度の腹部他臓器損傷合併の影響によってダメージコントロールの一環として腎摘がなされていると推察した[6]。他の術式では，鈍的，穿通性外傷いずれも，腎部分切除または腎縫合が施行された[6]。腎外傷6,231例を対象とした2003年の米国での報告では，腎外傷の手術例のうち腎摘除は64％で，腎摘除とはISS（外傷重症度スコア）≧25，刺創，銃創，裂創，完全離断，血管損傷が相関したと報告している[7]。

米国のNTDBを用いた8,465例の腎外傷の解析では，腎摘除は鈍的外傷の4％，穿通性外傷の21％であり，多変量解析の結果，腎摘除に最も強く相関した因子は鈍的，穿通性いずれも腎の損傷形態であったと報告している。また鈍的外傷では，腸管や脾損傷など腹腔内臓器損傷の合併例で腎摘除が多かった[8]。

腎温存術式の方法

腎縫合や腎部分切除の適応は，前記の腎摘除の適応に当てはまらない症例となるが，一般的には，腎実質損傷の範囲が限定され，腎門部血管や腎盂損傷がないか，軽度の症例，患者の状態が比較的安定している症例となる[9]。具体的には以下の方法がある。

腎縫合は，鈍的外傷より刺創症例に適しており，止血，壊死組織の完全な除去を行った後，腎実質の裂創部を腎被膜とともにprimary closureする[10]。腎損傷部のwedge resectionを行った後，開放したcollecting systemを吸収糸で縫合閉鎖し腎被膜がない場合は，局所のfat pedicleとともに腹膜パッチで再建する。

腎部分切除では，壊死組織を切除したのち，出血している部位は4-0吸収糸で止血する。Collecting systemの縫合閉鎖は，3-0，4-0吸収糸でwatertightに縫合する[10]。

腎血管損傷

腎血管損傷では，腎摘除を選択するか，血管修復や血行再建術を選択するかが大きなポイントとなる。NTDBを用いた鈍的外傷945,326例のうちの腎動脈損傷517例（0.05％）の検討では，376例（73％）がNOM（13例，3％が血管内治療），95例（18％）が緊急腎摘除，45例（9％）に血行再建が行われていた。鈍的腎動

脈損傷はまれな外傷で，NOMは治療オプションとして許容されるべきであると結論した[11]。

腎動脈本幹と区域枝に分けた検討では，本幹部損傷では腎摘除が大半を占め，血管修復を施行した症例でも良好な腎機能を維持できた症例は1/3であった。

腎動脈区域枝の検討では，保存的治療を施行した18例中，1例のみ尿漏に対して尿管ステントを挿入した[12]。

外傷センター6施設でgrade ⅣおよびⅤ（JAST分類PV）の腎血管損傷の後向きの検討を行った。Grade Ⅴ（JAST分類PV）の腎血管損傷の検討では，良好な腎機能を維持できた割合が緊急腎摘除で83％と，他の治療法より優れていた。鈍的血管損傷grade Ⅴでは，対側腎の機能正常が確認されれば，早期の腎摘除が最良の治療となると報告した[13]。

鈍的外傷の腎動脈完全閉塞12例の検討では，5例に血行再建が試みられ，1例が術中血流再開せず腎摘除となり，腎機能フォローで3例が無機能腎，1例が分腎機能9％であった。NOMでの早期合併症はなく，3例が腎血管性高血圧を発症し，血圧コントロールのために腎摘除をしている[14]。

参考文献

1) McAninch JW, Carroll PR. Renal trauma: kidney preservation through improved vascular control-a refined approach. J Trauma. 1982; 22: 285-90.（Ⅳb）
2) Atala A, Miller FB, Richardson JD, et al. Preliminary vascular control for renal trauma. Surg Gynecol Obstet. 1991; 172: 386-90.（Ⅳb）
3) Gonzalez RP, Falimirski M, Holevar MR, et al. Surgical management of renal trauma: Is vascular control necessary? J Trauma. 1999; 47: 1039-44; .（Ⅱ）
4) 折田智彦，船曳智弘，北野光秀．救急外来での外科的処置；コツとピットフォールⅡ 救急外来での外科的処置の実際 Intra-aortic balloon occlusion．救急医．2013; 37: 920-7.（Ⅵ）
5) Sugihara T, Yasunaga H, Horiguchi H, et al. Management trends, angioembolization performance and multiorgan injury indicators of renal trauma from Japanese administrative claims database. Int J Urol. 2012; 19: 559-63; author reply 564.（Ⅳb）
6) McClung CD, Hotaling JM, Wang J, et al. Contemporary trends in the immediate surgical management of renal trauma using a national database. J Ttrauma Acute Care Surg. 2013; 75: 602-6.（Ⅳb）
7) Wessells H, Suh D, Porter JR, et al. Renal injury and operative management in the United States: results of a population-based study. J Trauma. 2003; 54: 423-30.（Ⅳb）
8) Wright JL, Nathens AB, Rivara FP, et al. Renal and extrarenal predictors of nephrectomy from the national trauma data bank. J Urol. 2006; 175: 970-5.（Ⅳb）
9) Coburn M. Genitourinary trauma. In: Mattox KL, Moore EE, Feliciano DV, eds. Trauma. 7

ed , McGraw Hill, New York, 2013: 669-708.（Ⅵ）
10) McAninch JW, Carroll PR, Klosterman PW, et al. Renal reconstruction after injury. J Urol. 1991; 145: 932-7.（Ⅳb）
11) Sangthong B, Demetriades D, Martin M, et al. Management and hospital outcomes of blunt renal artery injuries: analysis of 517 patients from the National Trauma Data Bank. J Am Coll Surg. 2006; 203: 612-7.（Ⅳb）
12) Elliott SP, Olweny EO, McAninch JW. Renal arterial injuries: a single center analysis of management strategies and outcomes. J Urol. 2007; 178: 2451-5.（Ⅳb）
13) Knudson MM, Harrison PB, Hoyt DB, et al. Outcome after major renovascular injuries: a Western trauma association multicenter report. J Trauma. 2000; 49: 1116-22.（Ⅳb）
14) Haas CA, Dinchman KH, Nasrallah PF, et al. Traumatic renal artery occlusion: a 15-year review. J Trauma. 1998; 45: 557-61.（Ⅴ）

CQ 16

腎外傷に伴う他臓器合併損傷に対する開腹時のrenal explorationの適応は？

推奨グレード C1

腎周囲の後腹膜血腫が，拍動性あるいは増大傾向のある場合はrenal explorationを行う。

術中one-shot IVPはrenal explorationの適応を決める際，有用である可能性がある。

解説

　FAST陽性で循環動態不安定な外傷患者は，緊急開腹手術の適応である。一方，他の開腹適応で開腹した患者において，renal exploration（腎試験剝離）を行う適応は，腎周囲の後腹膜血腫が拍動性あるいは増大傾向のある場合である[1-5]。

　術前画像検査がない患者において，損傷腎のrenal explorationを行うとき，反対側の腎の存在や正常機能を確認すべきである。触診で対側腎を触診してもいいが，術中IVPが有用な場合もある。造影剤を1〜2ml/kg静注したのち，10分後に単純写真を撮影する[4]。

　循環動態が不安定で緊急開腹した患者では，術中one-shot IVPは，他方の非損傷腎の腎機能が正常であることの確認のみならず，損傷腎に関しても有用な情報を与えてくれる[4]。

　Moreyらは，50例の腎外傷患者に術中2ml/kgの造影剤をone-shotで静注し，10分後に腹部単純写真を撮影してその有用性を検討した。鈍的外傷12例中8例でrenal explorationが回避できたと報告した[5]。

参考文献

1) Summerton DJ, Djakovic N, Kitrey ND, et al. Guidelines on Urological Trauma. European

Association of Urology. 2014; 8-31.
http://uroweb.org/wp-content/uploads/24-Urological-Trauma_LR.pdf（accessed 2014-11-21）（ガイドライン）

2) McAninch JW, Santucci RA. Renal and Ureteral Trauma. In: Wein AJ, Kavoussi LA, Novick AC, et al, eds, Campbell-Walsh Urology. 9 ed. Saunders, Philadelphia, 2007: 1274-92.（Ⅵ）
3) Master VA, McAninch JW. Operative management of renal injuries: parenchymal and vascular. Urol Clin North Am. 2006; 33: 21-31, ⅴ - ⅵ.（Ⅵ）
4) Coburn M. Genitourinary trauma. In: Feliciano DV, Mattox KL, Moore EE, Trauma. 6 ed. McGraw-Hill Professional, New York, 2007: 789-825.（Ⅵ）
5) Morey AF, McAninch JW, Tiller BK, et al. Single shot intraoperative excretory urography for the immediate evaluation of renal trauma. J Urol. 1999; 161: 1088-92.（Ⅳb）

CQ 17

腎外傷の診療における小児と成人との相違点は？

推奨グレード B

小児は成人と比較し軽度の外力で腎外傷を受けやすいが，AAST分類 grade Ⅳ または Ⅴ（JAST 分類Ⅲ型またはPV）でも保存的治療で治癒が可能なことが多い。また開腹手術となった場合も腎温存が可能なことが多く，可能な限り腎温存を試みるべきである。

解説

　小児は成人と比較して，解剖学的な理由から腎外傷を受けやすい[1,2]。小児は肋骨の位置が成人より高く，筋肉や結合組織が未熟であり，腹腔内に占める実質臓器の容積の割合が大きいためである。また水腎症・嚢胞腎・腎腫瘍の合併が成人より多いことから，低エネルギー外傷にもかかわらず，腎外傷が重症な場合には受傷腎が病的腎である可能性を念頭におく必要がある[2]。

　小児においても血尿は腎外傷を疑う契機となり，また血尿の程度は腎損傷の程度と相関することが多いが，AAST分類 grade ⅣまたはⅤでも，腎茎部の血管損傷では顕微鏡的血尿も認めないこともあり[3]，血尿がないことで腎外傷を否定することはできないため，血尿がなくとも腎外傷を疑う症状やエピソードがある場合には画像評価を行うべきである。

　初期の画像診断については成人に準じCT検査での評価が望ましいが，保存的治療中の経過観察についてEegら[4]は不要な被曝を避けるために可能な限りは超音波検査で行い，必要に応じCT検査を行うべきであるとしている。なお小児はカテコラミンの分泌により出血に対して血圧が保たれやすく，経過観察の際は血圧の低下よりヘマトクリット値の低下の方が失血量に相関する[5]。

　治療方針に関しては成人と同じく，輸液・輸血に反応せずに血圧が不安定なものについては開腹手術の絶対適応となる。しかし小児ではAAST分類 grade Ⅳ

またはVであっても保存的治療が可能なことが多く[6]，まずは保存的治療を考慮すべきであり，開腹手術となった場合も腎温存率が高く，積極的な修復術をするべきであるとの報告が散在する[7,8]。しかしRogersら[9]はgrade Ⅳについては保存的に治療できることが多いが，grade Vについてはすべての症例で即時の開腹手術が必要で腎温存率も低かったと報告している。また腎茎部損傷に関してはまずは保存的治療を考慮するべきであるという意見[10]と即時の開腹手術が必要であるという意見[11]とがある。よってgrade Vと腎茎部損傷については施設間で意見の統一を見ない。なお持続する出血や仮性動脈瘤に対しては成人と同じくTAEの適応となる[11,12]。

　また小児においては受傷腎の治癒後の腎機能障害についても配慮するべきである。保存的治療で治癒後の受傷腎の分腎機能については^{99m}Tc-DMSA腎シンチグラフィーを用いて評価し，grade ⅣおよびVは瘢痕や実質容積の損失により腎機能の低下を認めたという報告があり[11,13]，grade ⅣおよびVに関しては腎機能の長期のフォローアップが必要であると考えられる。

参考文献

1) Brown SL, Elder JS, Spirnak JP. Are pediatric patients more susceptible to major renal injury from blunt trauma? A comparative study. J Urol. 1998; 160: 138-40.（Ⅳb）
2) Vieira Abib Sde C, Leite MT, Ribeiro RC, et al. Renal tumor and trauma: a pitfall for conservative（correction of conversative）management. Int Braz J Urol. 2011; 37: 514-8.（Ⅳb）
3) Nguyen MM, Das S. Pediatric renal trauma. Urology. 2002; 59: 762-7.（Ⅳb）
4) Eeg KR, Khoury AE, Halachmi S, et al. Single center experience with application of the ALARA concept to serial imaging studies after blunt renal trauma in children--is ultrasound enough? J Urol. 2009; 181: 1834-40.（Ⅳb）
5) Quinlan DM, Gearhart JP. Blunt renal trauma in childhood. Features indicating severe injury. Br J Urol. 1990; 66: 526-31.（Ⅳb）
6) Fitzgerald CL, Tran P, Burnell J, et at. Instituting a conservative management protocol for pediatric blunt renal trauma: evaluation of a prospectively maintained patient registry. J Urol. 2011; 185: 1058-64.（Ⅳa）
7) Nance ML, Lutz N, Carr MC, et al. Blunt renal injuries in children can be managed nonoperatively: outcome in a consecutive series of patients. J Trauma. 2004; 57: 474-8.（Ⅳb）
8) Buckley JC, McAninch JW. Pediatric renal injuries: management guidelines from a 25-year experience. J Urol. 2004; 172: 687-90.（Ⅳb）
9) Rogers CG, Knight V, MacUra KJ, et al. High-grade renal injuries in children--is

conservative management possible? Urology. 2004; 64: 574-9.（Ⅳb）
10）Barsness KA, Bensard DD, Partrick D, et al. Renovascular injury: an argument for renal preservation. J Trauma. 2004; 57: 310-5.（Ⅳb）
11）Eassa W, El-Ghar MA, Jednak R, et al. Nonoperative management of grade 5 renal injury in children: does it have a place? Eur Urol. 2010; 57: 154-61.（Ⅴ）
12）Kiankhooy A, Sartorelli KH, Vane DW, et al. Angiographic embolization is safe and effective therapy for blunt abdominal solid organ injury in children. J Trauma. 2010; 68: 526-31.（Ⅳb）
13）Keller MS, Eric Coln C, Garza JJ, et al. Functional outcome of nonoperatively managed renal injuries in children. J Trauma. 2004; 57: 108-10.（Ⅴ）

CQ 18

腎外傷に対する保存的治療の合併症にはどのようなものがあるか？ その頻度，診断と，治療は？

推奨グレード C1

1か月以内に発症する早期合併症として出血，仮性動脈瘤，尿漏，高血圧，感染，腎周囲膿瘍，敗血症などが，晩期合併症は出血，動静脈瘻，仮性動脈瘤，水腎症，高血圧，結石形成，慢性腎盂腎炎などがある。
ほとんどの合併症に対して薬物治療や低侵襲治療などをまず試みるべきであるが，高度腎外傷例で時に遅延手術が必要になる。

解説

保存的治療後の合併症発症率

合併症の発症頻度は7.0〜32.4％で，高度腎損傷症例を対象とした報告で頻度が高い[1-3]。

早期発見のため，身体所見，血圧，尿検査，血液検査，腎機能検査，画像診断などによる経過観察が必要で，発熱，ヘマトクリット値低下，側腹部痛などがあれば画像再検査，特に造影CTが有用とされる[4,5]。状態安定時にCTで新たな情報はほとんど得られず，状態変化時に行うのが合理的である[6,7]。経過観察は損傷部治癒，検査値の安定化まで継続すべきで，腎血管性高血圧ではさらに長期間の観察が必要とされる[8]。

尿漏，尿貯留腫，尿瘻

尿漏は1〜7％に発症し，臨床的に敗血症や腎機能障害の進行により疑われることもあり，CTで診断が確定できる[9]。76〜87％は自然消失するとされる[7,10-12]。尿路の通過障害，閉塞があれば尿漏，尿貯留腫が遷延し，通常は尿管ステント留置で治癒するが時に経皮的ドレナージが必要になる[11-15]。高度鈍的腎損傷では保存的治療後の72.7％に尿漏が認められ，37％にステント留置を要したとされる[16]。多変量解析によるステント留置必要性の予測因子は高熱，凝血塊

による尿路閉塞であった[16]。

小児高度腎損傷の報告で尿貯留腫は17％に発症し，81％は尿管ステント留置，経皮的ドレナージで治癒した。19％は手術療法を要し，高度腎盂損傷は修復術で治癒したが腎盂尿管移行部断裂症例は腎摘除された。腎盂尿管移行部断裂は1週間以内に診断しないと腎摘除のリスクが高く，早期診断，早期手術修復を行うべきとしている[17]。

尿瘻はまれであるが刺創後の腎結腸瘻の発症例が報告されている[18]

遅発性出血

発症率は8.5〜25％で受傷後数週間以内に血尿で発症し，時にヘマトクリット値低下，循環動態不安定を来たし致命的にもなり得る[7,19-21]。発症は患者活動度の増加と関連する[10]。二次出血や腎動静脈瘻，仮性動脈瘤形成は深在性裂傷と穿通性損傷，特に刺創で多く[7,10]，TAEが有効とされる[19,22,23]。最近，動脈開存性を保つ経皮的ステントグラフト留置術が仮性動脈瘤治療として報告され[24]，TAEによる腎梗塞の回避すなわち腎実質温存の可能性が一部の症例で期待できる。

高血圧

発症率は5％以下とされ，若年者では持続性高血圧の原因になることはまれである[25,26]。受傷早期の高血圧は若年者にも発症し，高血圧性脳症を呈することもある[27-29]。腎動脈狭窄（Goldblatt kidney），腎圧迫による血流障害（Page kidney），内膜損傷による動脈血栓，動静脈瘻などによる腎乏血が原因のレニン依存性高血圧で，血腫や腎周囲繊維化による動脈や腎実質の圧迫などが原因となる。自然に改善することも多いが，持続すれば薬物療法，動脈修復術，乏血腎組織摘除術，腎摘除術が必要になることもある[7,30]。

腎機能障害

腎外傷後の腎機能低下は，CTによる腎瘢痕発生[8]，^{99m}Tc-DMSA腎シンチグラフィーによる腎機能評価[31,32]ともに腎損傷程度と相関した。高度腎損傷に対する保存的治療6か月後の損傷腎機能は対側腎の11〜39％にまで低下していた[32]。

後腹膜膿瘍

腎周囲膿瘍，感染性尿貯留腫は腸管，膵の合併損傷時に発症することが多く，ほとんどは経皮的ドレナージで治療できるが，手術ドレナージを要することもある[4,33]。

保存的治療の限界と遅延手術の必要性

尿漏や血流途絶があっても保存的治療の成績は良好で[12,34]，手術療法は腎喪失につながるという報告[5]がある一方，このような症例は合併症発症頻度が高く，

処置，遅延手術などの治療介入の増加，入院期間の延長につながるという報告も見られる[35,36]。保存的治療成功の指標として，尿漏程度，血腫サイズ，活動性出血の有無などがあげられている[37-39]。保存的治療後に手術療法を要する頻度は4.7～28％とされる[2,3,27,40]。

　尿は組織に炎症反応を生じ癒着促進因子となるため，尿漏があると後日手術療法が必要になった時に修復手術が困難になる可能性が指摘されている[38,41]。高度損傷腎で腎実質の25％以上の血流途絶片は遅延手術の必要性や腎機能低下の予測因子となり[16]，血流や尿漏の状態によっては初期治療として修復手術や腎摘除なども推奨されている[7,35,42]。高度損傷腎すべてが自然に治癒するのではなく[40]，保存的治療で腎摘除を免れても腎機能温存は期待できないと思われる症例もある[41]。高度外傷でCTによる血流途絶が腎実質の50％以上あるとき，保存的治療後に^{99m}Tc-DMSA腎シンチグラフィーで評価した腎機能予後は悪く，この知見は将来その機能をほとんど見込めない腎臓を温存しようと時間，費用のかかる多数の処置を行うか，あるいは早期に腎摘除を行って入院期間を短縮し，結果的に不要となるかもしれない処置を回避するかどうかを判断するのに役立つという意見もある[32]。

参考文献

1) McGuire J, Bultitude MF, Davis P, et al. Predictors of outcome for blunt high grade renal injury treated with conservative intent. J Urol. 2011; 185: 187-91.（Ⅳb）
2) 篠島利明，中島洋介，北野光秀，他．日本外傷学会腎損傷分類に基づいた鈍的腎外傷症例115例の検討．日泌会誌．2004; 95: 783-91.（Ⅳb）
3) van der Wilden GM, Velmahos GC, Joseph DK, et al. Successful nonoperative management of the most severe blunt renal injuries: a multicenter study of the research consortium of New England Centers for Trauma. JAMA Surg. 2013; 148: 924-31.（Ⅳb）
4) McAninch JW, Carroll PR, Klosterman PW, et al. Renal reconstruction after injury. J Urol. 1991; 145: 932-7.（Ⅳb）
5) Moudouni SM, Hadj Slimen M, Manunta A, et al. Management of major blunt renal lacerations: Is a nonoperative approach indicated? Eur Urol. 2001; 40: 409-14.（Ⅳa）
6) Davis P, Bultitude MF, Koukounaras J, et al. Assessing the usefulness of delayed imaging in routine followup for renal trauma. J Urol. 2010; 184: 973-7.（Ⅳa）
7) Santucci RA, Wessells H, Bartsch G, et al. Evaluation and management of renal injuries: consensus statement of the renal trauma subcommittee. BJU Int. 2004; 93: 937-54.（Ⅳb）
8) Dunfee BL, Lucey BC, Soto JA. Development of renal scars on CT after abdominal trauma: Does grade of injury matter? AJR Am J Roentgenol. 2008; 190: 1174-9.（Ⅳb）
9) Lee YJ, Oh SN, Rha SE, et al. Renal trauma. Radiol Clin North Am. 2007; 45: 581-92, ix.（Ⅳ

b)

10) Broghammer JA, Fisher MB, Santucci RA. Conservative management of renal trauma: a review. Urology. 2007; 70: 623-9.（Ⅳb）
11) Matthews LA, Smith EM, Spirnak JP. Nonoperative treatment of major blunt renal lacerations with urinary extravasation. J Urol. 1997; 157: 2056-8.（Ⅳb）
12) Alsikafi NF, McAninch JW, Elliott SP, et al. Nonoperative management outcomes of isolated urinary extravasation following renal lacerations due to external trauma. J Urol. 2006; 176: 2494-7.（Ⅳb）
13) Cheng DL, Lazan D, Stone N. Conservative treatment of type Ⅲ renal trauma. J Trauma. 1994; 36: 491-4.（Ⅳb）
14) 新垣義孝, 宮内孝治, 松浦謙二, 他. 腎外傷559例の治療方針の検討 Ⅱ型Ⅲ型を中心に. 日外傷会誌. 2008; 22: 81-8.（Ⅳb）
15) Robert M, Drianno N, Muir G, et al. Management of major blunt renal lacerations: surgical or nonoperative approach? Eur Urol. 1996; 30: 335-9.（Ⅳb）
16) Long JA, Fiard G, Descotes JL, et al. High-grade renal injury: non-operative management of urinary extravasation and prediction of long-term outcomes. BJU Int. 2013; 111: E249-55.（Ⅳa）
17) Umbreit EC, Routh JC, Husmann DA. Nonoperative management of nonvascular grade Ⅳ blunt renal trauma in children: meta-analysis and systematic review. Urology. 2009; 74: 579-82.（Ⅳb）
18) Khan AR, Fatima N, Anwar K. Pattern and management of renal injuries at Pakistan Institute of Medical Sciences. J Coll Physicians Surg Pak. 2010; 20: 194-7.（Ⅳb）
19) Heyns CF, van Vollenhoven P. Increasing role of angiography and segmental artery embolization in the management of renal stab wounds. J Urol. 1992; 147: 1231-4.（Ⅳb）
20) Wessells H, McAninch JW, Meyer A, et al. Criteria for nonoperative treatment of significant penetrating renal lacerations. J Urol. 1997; 157: 24-7.（Ⅳb）
21) Moolman C, Navsaria PH, Lazarus J, et al. Nonoperative management of penetrating kidney injuries: a prospective audit. J Urol. 2012; 188: 169-73.（Ⅳa）
22) Wang KT, Hou CJ, Hsieh JJ, et al. Late development of renal arteriovenous fistula following gunshot trauma–a case report. Angiology. 1998; 49: 415-8.（Ⅴ）
23) Miller DC, Forauer A, Faerber GJ. Successful angioembolization of renal artery pseudoaneurysms after blunt abdominal trauma. Urology. 2002; 59: 444.（Ⅴ）
24) Judd E, Lockhart ME, Rizk DV. Renovascular hypertension associated with pseudoaneurysm following blunt trauma. Am J Kidney Dis. 2013; 62: 839-43.（Ⅴ）
25) Monstrey SJ, Beerthuizen GI, vander Werken C, et al. Renal trauma and hypertension. J Trauma. 1989; 29: 65-70.（Ⅳb）
26) Chedid A, Le Coz S, Rossignol P, et al. Blunt renal trauma-induced hypertension: prevalence, presentation, and outcome. Am J Hypertens. 2006; 19: 500-4.（Ⅳb）
27) Broghammer JA, Langenburg SE, Smith SJ, et al. Pediatric blunt renal trauma: its

conservative management and patterns of associated injuries. Urology. 2006; 67: 823-7.（Ⅳb）

28) He B, Lin T, Wei G, et al. Management of blunt renal trauma: an experience in 84 children. Int Urol Nephrol. 2011; 43: 937-42.（Ⅳb）

29) Watts RA, Hoffbrand BI. Hypertension following renal trauma. J Hum Hypertens. 1987; 1: 65-71.（Ⅴ）

30) Montgomery RC, Richardson JD, Harty JI. Posttraumatic renovascular hypertension after occult renal injury. J Trauma. 1998; 45: 106-10.（Ⅴ）

31) Tasian GE, Aaronson DS, McAninch JW. Evaluation of renal function after major renal injury: correlation with the American Association for the Surgery of Trauma Injury Scale. J Urol. 2010; 183: 196-200.（Ⅳb）

32) Fiard G, Rambeaud JJ, Descotes JL, et al. Long-term renal function assessment with dimercapto-succinic acid scintigraphy after conservative treatment of major renal trauma. J Urol. 2012; 187: 1306-9.（Ⅳb）

33) Santucci RA, Fisher MB. The literature increasingly supports expectant (conservative) management of renal trauma–a systematic review. J Trauma. 2005; 59: 493-503.（Ⅳb）

34) Moudouni SM, Patard JJ, Manunta A, et al. A conservative approach to major blunt renal lacerations with urinary extravasation and devitalized renal segments. BJU Int. 2001; 87: 290-4.（Ⅳb）

35) Husmann DA, Morris JS. Attempted nonoperative management of blunt renal lacerations extending through the corticomedullary junction: the short-term and long-term sequelae. J Urol. 1990; 143: 682-4.（Ⅳa）

36) Alsikafi NF, Rosenstein DI. Staging, evaluation, and nonoperative management of renal injuries. Urol. Clin. North. Am. 2006; 33: 13-9, v .（Ⅵ）

37) Ichigi Y, Takaki N, Nakamura K, et al. Significance of hematoma size for evaluating the grade of blunt renal trauma. Int J Urol. 1999; 6: 502-8.（Ⅳb）

38) Bartley JM, Santucci RA. Computed tomography findings in patients with pediatric blunt renal trauma in whom expectant (nonoperative) management failed. Urology. 2012; 80: 1338-43.（Ⅳb）

39) Hardee MJ, Lowrance W, Brant WO, et al. High grade renal injuries: application of Parkland Hospital predictors of intervention for renal hemorrhage. J Urol. 2013; 189: 1771-6.（Ⅳb）

40) Cass AS, Cass BP. Immediate surgical management of severe renal injuries in multiple-injured patients. Urology. 1983; 21: 140-5.（Ⅳb）

41) 松浦　健, 能勢和宏, 田原秀男, 他. 鈍的腎損傷の治療成績と手術適応に関する考察. 日泌会誌. 2002; 93: 511-8.（Ⅳb）

42) Husmann DA, Gilling PJ, Perry MO, et al. Major renal lacerations with a devitalized fragment following blunt abdominal trauma: a comparison between nonoperative (expectant) versus surgical management. J Urol. 1993; 150: 1774-7.（Ⅳb）

CQ 19

腎外傷に対するTAEの合併症にはどのようなものがあるか？　その頻度，診断と，治療は？

早期合併症として側腹部痛・発熱などの塞栓後症候群，塞栓コイルの逸脱，腎動脈損傷，再出血などがある。晩期合併症として腎機能の廃絶，腎膿瘍形成，高血圧などが起こりうる。

解説

　塞栓後症候群では，虚血壊死に陥った組織に対する炎症反応により，疼痛，発熱，嘔気や嘔吐などを発症する[1]。腎動脈本幹の完全閉塞を目的とした塞栓術[1]や，腫瘍径が大きい腎血管筋脂肪腫に対する選択的塞栓術[2]では75％以上の症例に頻発する。一方，非医原性の外傷による腎出血では，塞栓後症候群の報告頻度は極端に少なく，0～3％程度とするケースシリーズが散見される[3-5]。しかしながら外傷患者において疼痛や発熱の原因が塞栓術によるものか否かの判断はしばしば困難であり，実際の発症頻度が低く見積もられている可能性を考慮する必要がある。治療としては解熱鎮痛剤投与による保存的な加療が選択される。

　Dinkel[3]らは9例中1例（11％）でコイルが腰動脈へ迷入したことを，またCorrら[4]は35例中2例（6％）でコイルが腎血管外に留置され，3例（9％）で腎動脈内膜剥離をきたしたことを報告している。いずれも施術中に放射線科医が必要性に応じて対応可能な合併症であると考えられる。再出血に関しては，Sofocleousら[6]はTAEを施行した22例中2例（9％）において，術後の持続的な貧血の進行により48時間以内の再塞栓術が必要であったことを報告している。一方で北米のNTDBを用いた77例のTAE症例の解析[7]では，AAST分類グレードⅣとⅤの48例中16例（33％）で初回治療後に再度のTAE（13例）あるいは腎摘除（3例）がおこなわれており，重度腎外傷では比較的高頻度で再出血に対する対応が必要である可能性が示唆される。

　晩期合併症に関してはMohsenら[8]は81例の腎外傷（医原性外傷62例を含む）

において，TAE後の腎機能を^{99m}Tc-DMSA腎シンチグラフィーやレノグラムを用いて評価した結果を報告している。マイクロコイルを用いた63例中3例（5％），エタノールを用いた8例中5例（63％），コイルとエタノールを用いた10例中2例（20％）で腎機能の障害を認め，より選択的な塞栓手技により腎機能の障害が軽減可能であることを示唆している。腎膿瘍形成に関しては，Sofocleousら[6]は22例中1例（5％）で膿瘍形成のため腎摘除を要したことを報告している。塞栓術後の高血圧の発症頻度は不明とされている[3]。

参考文献

1) Hom D, Eiley D, Lumerman JH, et al. Complete renal embolization as an alternative to nephrectomy. J Urol. 1999; 161: 24-7.（Ⅴ）
2) Bissler JJ, Racadio J, Donnelly LF, et al. Reduction of postembolization syndrome after ablation of renal angiomyolipoma. Am J Kidney Dis. 2002; 39: 966-71.（Ⅴ）
3) Dinkel HP, Danuser H, Triller J. Blunt renal trauma: minimally invasive management with microcatheter embolization experience in nine patients. Radiology. 2002; 223: 723-30..（Ⅴ）
4) Corr P, Hacking G. Embolization in traumatic intrarenal vascular injuries. Clin Radiol. 1991;43: 262-4.（Ⅳb）
5) Breyer BN, McAninch JW, Elliott SP, et al. Minimally invasive endovascular techniques to treat acute renal hemorrhage. J Urol. 2008; 179: 2248-53.（Ⅳb）
6) Sofocleous CT, Hinrichs C, Hubbi B, et al. Angiographic findings and embolotherapy in renal arterial trauma. Cardiovasc Intervent Radiol. 2005; 28: 39-47.（Ⅳb）
7) Hotaling JM, Sorensen MD, Smith TG 3rd, et al. Analysis of diagnostic angiography and angioembolization in the acute management of renal trauma using a national data set. J Urol. 2011; 185: 1316-20.（Ⅳb）
8) Mohsen T, El-Assmy A, El-Diasty T. Long-term functional and morphological effects of transcatheter arterial embolization of traumatic renal vascular injury. BJU Int. 2008; 101: 473-7.（Ⅳb）

CQ 20

腎外傷に対する開腹手術の合併症にはどのようなものがあるか？　その頻度，診断と，治療は？

推奨グレード B

術後合併症の頻度はそれほど高くないが，尿漏，尿貯留腫，出血，動静脈瘻，仮性動脈瘤，感染，腎周囲膿瘍，敗血症，水腎症，高血圧などが発症する。低侵襲治療を第一選択とした適切な治療が行われる。

手術療法では出血コントロールをめざし，この達成により腎摘除による腎喪失リスクを減らすことが期待できる。

解説

腎外傷に対する手術療法の必要性

ほとんどの腎外傷症例は保存的治療で十分良好な結果が得られ[1]，保存的治療が第一選択とされる。しかし，すべての腎外傷が保存的治療で治癒するわけではなく，手術療法が選択される頻度は重度腎外傷の9.8～36.1％と報告によりかなりの差異が認められる[2-5]。

腎温存手術による合併症発症の回避

手術療法の最終目標は出血のコントロールと腎実質温存であるが，患者の安全を優先して結果的に腎摘除になることがある一方，他臓器合併損傷手術時の腎試験剥離で腎摘除が増えることはなく[6]，穿通性腎損傷の手術療法で73.5％の腎温存が達成されたとの報告もある[7]。高度腎外傷に対する手術療法では，腎血管コントロール，血流途絶片除去，止血，尿路縫合閉鎖，欠損部の充填を心がけることで腎機能温存を最大化，合併症発症を最小化して約90％の修復手術成功率も報告されている[8,9]。多くの腎実質縫合法が報告され[10]，充填材として大網有茎弁，腎周囲脂肪組織，フィブリンシーラントがある[9,11]。

手術療法後合併症の種類と頻度

手術療法として腎摘除術，腎部分切除術，腎修復術，ドレナージ術があげられ

る。手術合併症の発症頻度は5〜9.7％程度とされ，尿路感染症・腎盂腎炎4.0％，持続出血0.9, 3.0％，尿漏・尿瘻1.9, 2.6％，尿貯留腫0.9％，後腹膜膿瘍0.3, 0.4％，不完全修復0.6％，高血圧5.1％，水腎症2.1％，仮性動脈瘤・動静脈瘻0.3, 0.4％，腎梗塞・実質喪失0.6％などが報告されている[4,5]。発症頻度はそれほど高くなく，必要に応じて低侵襲治療である尿管ステント留置，経皮的ドレナージ，動脈塞栓術や薬物治療あるいは再手術などが行われていると思われる。手術療法のうち腎修復術は他の治療法より局所腎関連合併症の危険性が高く，軽〜中程度の腎外傷症例に対する手術療法は保存的治療より局所合併症を発症しやすい（7.1 vs. 3.3％）と報告される[5]。腎摘除術後の死亡率は21.4〜43.2％との報告もあるが，手術が死亡率規定因子ではなく，死亡は全身状態も含めた外傷程度全体と関連する[12,13]。

　腎血管損傷に対する手術療法の重要な合併症は腎実質減少，喪失による腎機能の低下，喪失であるが，区域動脈損傷に対する非手術療法の成績は良く，腎動脈主幹損傷では腎摘除術と血行再建術の治療結果は同等と報告されている[14]。診断遅延は腎温存が不可能になるため，まず血管損傷があり得ることを疑い，迅速な検査，評価後の適切な治療が求められる[15]。血管修復は結果が不良で合併症も多いとの報告もあるが[16]，経験の多い術者は，腎茎部損傷の即時画像評価と即時手術で腎温存率が33〜66.7％と報告している[2,17-19]。

腎摘除による腎機能喪失

　腎外傷の手術療法で最も重要な合併症は腎摘除による腎喪失といえる。厳格な保存的治療で腎摘除はかなり減少するが，手術療法の腎摘除率は11.8〜68.4％とされ[9,13,20-23]，高度腎外傷では28.7〜66.7％[2,3,19]，穿通性損傷は21.2〜64.3％[7,13,24,25]などとかなり幅のある報告となる。また腎摘除術が必要となる予測因子としてショック，24時間内輸血必要量，腎損傷程度，他臓器合併損傷に対する手術必要性などがあげられている[20,24]。

　手術療法の腎摘除は術中出血が原因になり，早期腎血管処理すなわちGerota筋膜開放前の血管コントロールで腎摘除率が減少したとの報告がある[26,27]。しかし一方で腎摘除は血管コントロールを行う時期より腎損傷程度に依存し，Gerota筋膜開放後に血管コントロールを行っても腎摘除率は上昇せずむしろ手術時間が平均58分短縮したので，正中を超える大血腫，急速に増大する血腫，循環動態不安定症例，Gerota筋膜がすでに開放されている症例には，Gerota筋膜開放後の血管コントロールを勧める報告もある[28]。また，Gerota筋膜開放前に腎血管をコントロールしなくても側方から直接血腫に入り，用手的に安全に腎茎部を確

保できるとの報告もある[23,29]。穿通性腎損傷の手術療法に際し，血管コントロールの時期をGerota筋膜開放前後に分けて検討した腎外傷に関する数少ないランダム化比較試験で，血管コントロール先行群は腎摘除率，輸血必要度，出血量に影響せず，手術時間は延長するかもしれないと示唆された[30]。

参考文献

1) Moudouni SM, Hadj Slimen M, Manunta A, et al. Management of major blunt renal lacerations: Is a nonoperative approach indicated? Eur Urol. 2001; 40: 409-14.（Ⅳa）
2) Cass AS, Cass BP. Immediate surgical management of severe renal injuries in multiple-injured patients. Urology. 1983; 21: 140-5.（Ⅳb）
3) Aragona F, Pepe P, Patane D, et al. Management of severe blunt renal trauma in adult patients: a 10-year retrospective review from an emergency hospital. BJU Int. 2012; 110: 744-8.（Ⅳb）
4) Dobrowolski Z, Kusionowicz J, Drewniak T, et al. Renal and ureteric trauma: diagnosis and management in Poland. BJU Int. 2002; 89: 748-51.（Ⅳb）
5) Starnes M, Demetriades D, Hadjizacharia P, et al. Complications following renal trauma. Arch Surg. 2010; 145: 377-82.（Ⅳb）
6) Noor MA, Ather MH. Difference in the outcome of patients managed with isolated renal injury and co-existent abdominal organ injury. J Ayub Med Coll Abbottabad. 2003; 15: 29-32.（Ⅳb）
7) Nicol AJ, Theunissen D. Renal salvage in penetrating kidney injuries: a prospective analysis. J Trauma. 2002; 53: 351-3.（Ⅳa）
8) Brandes SB, McAninch JW. Reconstructive surgery for trauma of the upper urinary tract. Urol Clin North Am. 1999; 26: 183-99, x.（Ⅵ）
9) McAninch JW, Dixon CM, Carroll PR. The surgical treatment of renal trauma. Vestn Khir Im I I Grek. 1990; 145: 64-72.（Ⅳb）
10) 福岡 洋. 腎切石術における腎実質縫合法の研究：第1編 腎実質縫合法の技術的変遷と腎実質一層縫合法の意義. 日泌会誌. 1977; 68: 440-9.（Ⅴ）
11) Shekarriz B, Stoller ML. The use of fibrin sealant in urology. J Urol. 2002; 167: 1218-25.（Ⅱ）
12) DiGiacomo JC, Rotondo MF, Kauder DR, et al. The role of nephrectomy in the acutely injured. Arch Surg. 2001; 136: 1045-9.（Ⅳb）
13) Narrod JA, Moore EE, Posner M, et al. Nephrectomy following trauma–impact on patient outcome. J Trauma. 1985; 25: 842-4.（Ⅳb）
14) Elliott SP, Olweny EO, McAninch JW. Renal arterial injuries: a single center analysis of management strategies and outcomes. J Urol. 2007; 178: 2451-5.（Ⅳb）
15) Tillou A, Romero J, Asensio JA, et al. Renal vascular injuries. Surg Clin North Am. 2001; 81: 1417-30.（Ⅵ）

16) Master VA, McAninch JW. Operative management of renal injuries: parenchymal and vascular. Urol Clin North Am. 2006; 33: 21-31, v - vi.（Ⅳb）
17) Cass AS. Blunt renal trauma in children. J Trauma. 1983; 23: 123-7.（Ⅴ）
18) Cass AS, Bubrick M, Luxenberg M, et al. Renal pedicle injury in patients with multiple injuries. J Trauma. 1985; 25: 892-6.（Ⅳb）
19) Cass AS, Luxenberg M. Conservative or immediate surgical management of blunt renal injuries. J Urol. 1983; 130: 11-6.（Ⅳb）
20) Davis KA, Reed RL 2nd, Santaniello J, et al. Predictors of the need for nephrectomy after renal trauma. J Trauma. 2006; 60: 164-9; discussion 9-70.（Ⅳb）
21) Goff CD, Collin GR. Management of renal trauma at a rural, level I trauma center. Am Surg. 1998; 64: 226-30.（Ⅳb）
22) 篠島利明, 中島洋介, 北野光秀, 他. 日本外傷学会腎損傷分類に基づいた鈍的腎外傷症例115例の検討. 日泌会誌. 2004; 95: 783-91.（Ⅳb）
23) 松浦 健, 能勢 和宏, 田原 秀男, 他. 鈍的腎損傷の治療成績と手術適応に関する考察. 日泌会誌. 2002; 93: 511-8.（Ⅳb）
24) Wright JL, Nathens AB, Rivara FP, et al. Renal and extrarenal predictors of nephrectomy from the national trauma data bank. J Urol. 2006; 175: 970-5.（Ⅳb）
25) Moolman C, Navsaria PH, Lazarus J, et al. Nonoperative management of penetrating kidney injuries: a prospective audit. J Urol. 2012; 188: 169-73.（Ⅳa）
26) Carlton CE Jr, Scott R Jr, Goldman M. The management of penetrating injuries of the kidney. J Trauma. 1968; 8: 1071-83.（Ⅳb）
27) McAninch JW, Carroll PR. Renal trauma: kidney preservation through improved vascular control-a refined approach. J Trauma. 1982; 22: 285-90.（Ⅳb）
28) Atala A, Miller FB, Richardson JD, et al. Preliminary vascular control for renal trauma. Surg Gynecol Obstet. 1991; 172: 386-90.（Ⅳb）
29) Corriere JN Jr, McAndrew JD, Benson GS. Intraoperative decision-making in renal trauma surgery. J Trauma. 1991; 31: 1390-2.（Ⅳb）
30) Gonzalez RP, Falimirski M, Holevar MR, Evankovich C. Surgical management of renal trauma: Is vascular control necessary? J Trauma. 1999; 47: 1039-44.（Ⅱ）

腎外傷診療ガイドライン
2016年版

INDEX

INDEX

〈数字・アルファベット〉

99mTc-DMSA腎シンチ
　グラフィー ……………… 52, 55, 60
AAST分類 …………………………… 15
CT …………………………… 21, 23, 54
FAST ………………………………… 49
Goldblatt kidney …………………… 55
Intra-Aortic Baloon Occlusion …… 45
ISS …………………………………… 46
IVP …………………………………… 32
IVR …………………………………… 28
JAST分類 …………………………… 14
JATEC ………………………… 23, 36
KUB ………………………………… 24
NBCA ………………………………… 39
NOM（non-operative
　management）………………… 42, 46
non-responder ……………………… 42
NTDB …………………………… 12, 46
Page kidney ………………………… 55
Primary survey ……………………… 11
renal exploration …………………… 49
repeat CT …………………………… 28
shattered kidney ……………… 16, 43
TAE …………………………… 4, 36, 55

〈か行〉

外傷初期診療ガイドライン ……… 5, 36
開腹因子 ……………………………… 42
開腹手術 ……………………………… 45
開放性気胸 …………………………… 11
仮性動脈瘤 ………… 28, 37, 55, 61, 62
画像検査 ………………………… 19, 36
合併症 …………………………… 54, 61
合併損傷 ………………………… 4, 10
気道閉塞 ……………………………… 11
凝固障害 ……………………………… 39
金属コイル …………………………… 39
区域動脈損傷 ………………………… 62
経過観察 ……………………………… 54
経皮的ステントグラフト留置術 …… 55
経皮的ドレナージ ……………… 32, 62

血液検査 ……………………………… 21
血管外漏出 ……………………… 12, 36
血管外漏出像 …………………… 24, 36
血管形成 ……………………………… 37
血尿 …………………………………… 51
血流途絶片 ……………………… 56, 61
減速外傷 ……………………………… 18
減速損傷 ……………………………… 18
顕微鏡的血尿 …………………… 18, 21
抗菌剤 ………………………………… 28
高血圧 ………………………………… 55
高血圧性脳症 ………………………… 55
交通外傷 ……………………………… 2
後腹膜膿瘍 …………………………… 55
コンタクトスポーツ ………………… 7

〈さ行〉

シアノアクリレート系薬剤 ………… 39
刺創 …………………………………… 18
疾病腎損傷 …………………………… 28
実質相 ………………………………… 23
手術療法 ……………………………… 61
受傷機転 ……………………………… 2
受傷原因 ……………………………… 2
小児 …………………………… 7, 19, 24, 51
腎盂尿管移行部断裂 …………… 19, 55
腎機能障害 …………………………… 55
腎機能評価 …………………………… 55
腎茎部血管引き抜き損傷 ……… 42, 45
腎茎部損傷 …………………………… 7
腎血管筋脂肪腫 ……………………… 59
腎血管性高血圧 ……………………… 54
腎血管損傷 ……………………… 46, 62
腎結腸瘻 ……………………………… 55
深在性損傷 …………………………… 7
腎実質縫合法 ………………………… 61
腎周囲血腫 …………………………… 24
腎周囲脂肪組織 ……………………… 61
腎周囲腔 ………………………… 15, 35
腎修復術 ……………………………… 61
腎喪失 ………………………………… 62

腎損傷分類 ……………………………… 14
心タンポナーデ ………………………… 11
腎摘除術（腎摘除／腎摘除に至る
　予測因子） ……………… 4, 15, 46, 55, 61
腎動脈解離 ………………………… 37, 55
腎動脈狭窄 ……………………………… 55
腎動脈修復術 …………………………… 4
腎動脈ステント ………………………… 37
腎動脈損傷（腎動脈主幹損傷） ……… 37, 62
腎動脈瘻 ………………………………… 55
腎瘢痕発生 ……………………………… 55
腎試験剥離 ………………………… 49, 61
腎被膜下損傷 …………………………… 7
腎部分切除術 …………………………… 61
腎縫合（腎裂傷縫合） ……………… 4, 46
ゼラチンスポンジ細片 ………………… 39
穿通性外傷 ………………………… 2, 18
造影CT …………………………………… 24
早期合併症 ………………………… 54, 59
塞栓 ………………………………… 39, 59, 62
塞栓後症候群 …………………………… 59

〈た行〉
大出血 …………………………………… 12
大網有茎弁 ……………………………… 61
大量血胸 ………………………………… 11
他臓器損傷 ……………… 28, 32, 42, 46
ダメージコントロール ………………… 46
単純CT …………………………………… 24
遅延手術 ………………………………… 55
遅発性高血圧 …………………………… 32
遅発性出血 ……………………………… 55
治療の適応 ……………………………… 27
超音波検査 ……………………………… 23
低エネルギー外傷 ……………………… 51
低侵襲治療 ……………………………… 62
低体温 …………………………………… 11
動脈優位相 ……………………………… 23
動静脈瘻 …………………………… 40, 61, 62
ドレナージ ……………………………… 61
鈍的外傷 ………………………………… 2

〈な行〉
肉眼的血尿 ………………………… 19, 21

二次出血 ………………………………… 55
尿管ステント ……………………… 32, 62
尿管損傷 ………………………………… 24
尿検査 …………………………………… 21
尿貯留腫 ………………………………… 54
尿漏 …………………………………… 12, 32, 54
尿瘻 ……………………………………… 55
脳ヘルニア ……………………………… 11
ノモグラム ……………………………… 22

〈は行〉
敗血症 …………………………………… 13
排泄相 …………………………………… 24
晩期合併症 ……………………………… 59
非手術療法 ……………………………… 4
表在性損傷 ……………………………… 7
フィブリンシーラント ………………… 61
腹腔内出血 ……………………………… 11
腹部単純X線写真 ……………………… 23
フレイルチェスト ……………………… 11
ベッド上安静 …………………………… 27
膀胱タンポナーデ ……………………… 28
保存的治療 ………………………… 27, 61

〈ま行〉
無水エタノール ………………………… 40

〈や行〉
予備的腎血管確保／遮断 ……………… 45

〈ら行〉
レニン依存性高血圧 …………………… 55
レノグラム ……………………………… 60

腎外傷診療ガイドライン 2016年版

定価(本体 2,200 円+税)

2016 年 4 月 20 日　第 1 版第 1 刷発行

編　集	日本泌尿器科学会

発行者　　福村　　直樹

発行所　　**金原出版株式会社**

　　　　〒 113-8687 東京都文京区湯島 2-31-14
　　　　　電話　編集 (03) 3811-7162
　　　　　　　　営業 (03) 3811-7184
　　　　　FAX　　 (03) 3813-0288　　　　　　　Ⓒ2016
　　　　　振替口座　00120-4-151494　　　　　　検印省略
　　　　　http://www.kanehara-shuppan.co.jp/　　Printed in Japan

ISBN 978-4-307-43060-9　　　　　　　　　印刷・製本／シナノ印刷

JCOPY ＜㈳出版者著作権管理機構 委託出版物＞
本書の無断複製は著作権法上での例外を除き禁じられています。複製される場合は，そのつど事前に，㈳出版者著作権管理機構(電話 03-3513-6969, FAX 03-3513-6979, e-mail : info@jcopy.or.jp)の許諾を得てください。

小社は捺印または貼付紙をもって定価を変更致しません。
乱丁，落丁のものは小社またはお買い上げ書店にてお取り替え致します。

【泌尿器科系 取扱い規約・診療ガイドライン】最新情報 2015・2

泌尿器科癌取扱い規約　抜粋　第1版　日本泌尿器科学会 編
◆A6変型判　240頁　34図　原色5図　◆定価(本体2,800円+税)　ISBN978-4-307-43052-4

泌尿器科・病理・放射線科　前立腺癌取扱い規約　第4版
日本泌尿器科学会・日本病理学会・日本医学放射線学会 編
◆B5判　100頁　23図　原色43図　◆定価(本体3,800円+税)　ISBN978-4-307-43046-3

泌尿器科・病理・放射線科　腎癌取扱い規約　第4版
日本泌尿器科学会・日本病理学会・日本医学放射線学会 編
◆B5判　136頁　◆定価(本体3,600円+税)　ISBN978-4-307-43047-0

泌尿器科・病理・放射線科　腎盂・尿管・膀胱癌取扱い規約　第1版
日本泌尿器科学会・日本病理学会・日本医学放射線学会 編
◆B5判　184頁　◆定価(本体4,000円+税)　ISBN978-4-307-43048-7

泌尿器科・病理　精巣腫瘍取扱い規約　第3版
日本泌尿器科学会・日本病理学会 編
◆B5判　120頁　21図　原色72図　◆定価(本体4,000円+税)　ISBN978-4-307-43037-1

副腎腫瘍取扱い規約　第3版
日本泌尿器科学会・日本病理学会・日本医学放射線学会・日本内分泌学会・日本内分泌外科学会 編
◆B5判　128頁　20図　原色60図　◆定価(本体4,000円+税)　ISBN978-4-307-43056-2

前立腺癌診療ガイドライン　2012年版　第2版
日本泌尿器科学会 編　◆B5判　240頁　◆定価(本体3,600円+税)　ISBN978-4-307-43050-0

前立腺がん検診ガイドライン　2010年増補版
日本泌尿器科学会 編　構造化抄録CD-ROM付　第1版増補版
◆B5判　128頁　8図　◆定価(本体2,800円+税)　ISBN978-4-307-43045-6

腎癌診療ガイドライン　2011年版　第2版
日本泌尿器科学会 編　◆B5判　80頁　◆定価(本体2,800円+税)　ISBN978-4-307-43049-4

精巣腫瘍診療ガイドライン　2015年版　第2版
日本泌尿器科学会 編
◆B5判　112頁　2図　◆定価(本体2,800円+税)　ISBN978-4-307-43057-9

急性陰嚢症診療ガイドライン　2014年版　第1版
日本泌尿器科学会 編
◆B5判　50頁　11図　原色1図　◆定価(本体1,900円+税)　ISBN978-4-307-43055-5

尿路結石症診療ガイドライン　第2版
日本泌尿器科学会・日本泌尿器内視鏡学会・日本尿路結石症学会 編
◆A4判　136頁　◆定価(本体1,900円+税)　ISBN978-4-307-43053-1

尿路感染症臨床試験ガイドライン　第1版
日本泌尿器科学会尿路感染症臨床試験ガイドライン作成委員会 編
◆B5判　80頁　◆定価(本体2,600円+税)　ISBN978-4-307-43028-9

金原出版　〒113-8687 東京都文京区湯島2-31-14　TEL03-3811-7184(営業部直通)　FAX03-3813-0288
本の詳細、ご注文等はこちらから　http://www.kanehara-shuppan.co.jp/

定評ある 金原出版の診療ガイドライン 2015.7

頭頸部癌診療ガイドライン 2013年版
日本頭頸部癌学会／編
◆B5判 96頁 9図 ◆定価（本体2,600円＋税）

科学的根拠に基づく 口腔癌診療ガイドライン 2013年版
日本口腔腫瘍学会 口腔癌治療ガイドライン改訂委員会 他／編
◆B5判 180頁 13図 ◆定価（本体3,800円＋税）

EBMの手法による 肺癌診療ガイドライン 2014年版
日本肺癌学会／編
◆B5判 224頁 原色30図 ◆定価（本体3,200円＋税）

食道癌診断・治療ガイドライン 2012年4月版
日本食道学会／編
◆B5判 136頁 2図 原色15図 ◆定価（本体2,600円＋税）

胃癌治療ガイドライン 医師用 2014年5月改訂【第4版】
日本胃癌学会／編
◆B5判 72頁 5図 原色5図 ◆定価（本体1,000円＋税）

GIST診療ガイドライン 2014年4月改訂【第3版】
日本癌治療学会・日本胃癌学会・GIST研究会／編
◆B5判 72頁 9図 原色1図 ◆定価（本体2,800円＋税）

科学的根拠に基づく 肝癌診療ガイドライン 2013年版
日本肝臓学会／編
◆B5判 224頁 2図 ◆定価（本体3,600円＋税）

科学的根拠に基づく 膵癌診療ガイドライン 2013年版
構造化抄録CD-ROM付
日本膵臓学会 膵癌診療ガイドライン改訂委員会／編
◆B5判 192頁 14図 原色4図 ◆定価（本体3,000円＋税）

大腸癌治療ガイドライン 医師用 2014年版
大腸癌研究会／編
◆B5判 120頁 14図 原色5図 ◆定価（本体1,600円＋税）

患者さんのための 大腸癌治療ガイドライン 2014年版
大腸癌研究会／編
大腸癌について知りたい人のために
大腸癌の治療を受ける人のために
◆B5判 76頁 34図 ◆定価（本体1,000円＋税）

患者さんとご家族のための 子宮頸がん・子宮体がん・卵巣がん治療ガイドラインの解説
日本婦人科腫瘍学会／編
後援 日本産科婦人科学会・日本産婦人科医会・婦人科悪性腫瘍化学療法研究機構
◆B5判 200頁 27図 原色5図 ◆定価（本体2,400円＋税）

子宮頸癌治療ガイドライン 2011年版
日本婦人科腫瘍学会／編
後援 日本産科婦人科学会・日本産婦人科医会・婦人科悪性腫瘍研究機構・日本放射線腫瘍学会
◆B5判 180頁 7図 ◆定価（本体2,800円＋税）

子宮体がん治療ガイドライン 2013年版
日本婦人科腫瘍学会／編
後援 日本産科婦人科学会・日本産婦人科医会・婦人科悪性腫瘍研究機構・日本放射線腫瘍学会・日本病理学会
◆B5判 210頁 1図 ◆定価（本体2,800円＋税）

卵巣がん治療ガイドライン 2015年版
日本婦人科腫瘍学会／編
後援 日本産科婦人科学会・日本産婦人科医会・婦人科悪性腫瘍研究機構・日本放射線腫瘍学会・日本病理学会
◆B5判 200頁 2図 ◆定価（本体2,800円＋税）

科学的根拠に基づく 乳癌診療ガイドライン 2015年版
日本乳癌学会／編
① 治療編 ◆B5判 432頁 ◆定価（本体5,000円＋税）
② 疫学・診断編 ◆B5判 304頁 ◆定価（本体4,000円＋税）

患者さんのための 乳がん診療ガイドライン 2014年版
日本乳癌学会／編
◆B5判 226頁 原色37図 ◆定価（本体2,300円＋税）

がん疼痛の薬物療法に関するガイドライン 2014年版
特定非営利活動法人 日本緩和医療学会／編
◆B5判 344頁 34図 ◆定価（本体3,000円＋税）

苦痛緩和のための鎮静に関するガイドライン 2010年版
特定非営利活動法人 日本緩和医療学会／編
◆B5判 80頁 1図 ◆定価（本体1,800円＋税）

がん患者の呼吸器症状の緩和に関するガイドライン 2011年版
特定非営利活動法人 日本緩和医療学会／編
◆B5判 136頁 10図 ◆定価（本体2,000円＋税）

がん患者の消化器症状の緩和に関するガイドライン 2011年版
特定非営利活動法人 日本緩和医療学会／編
◆B5判 112頁 6図 ◆定価（本体1,800円＋税）

終末期がん患者の輸液療法に関するガイドライン 2013年版
特定非営利活動法人 日本緩和医療学会／編
◆B5判 192頁 原色14図 ◆定価（本体2,400円＋税）

金原出版 〒113-8687 東京都文京区湯島2-31-14 TEL03-3811-7184（営業部直通） FAX03-3813-0288
本の詳細、ご注文等はこちらから http://www.kanehara-shuppan.co.jp/